Ellen·Heidböhmer

# Meine Küchen
# Apotheke

W0086315

**HERBIG
HAUSAPOTHEKE**

Mit vielen Tipps
& Rezepten

## Heilsame Hausmittel
## aus Küche und Vorrat

**herbig**

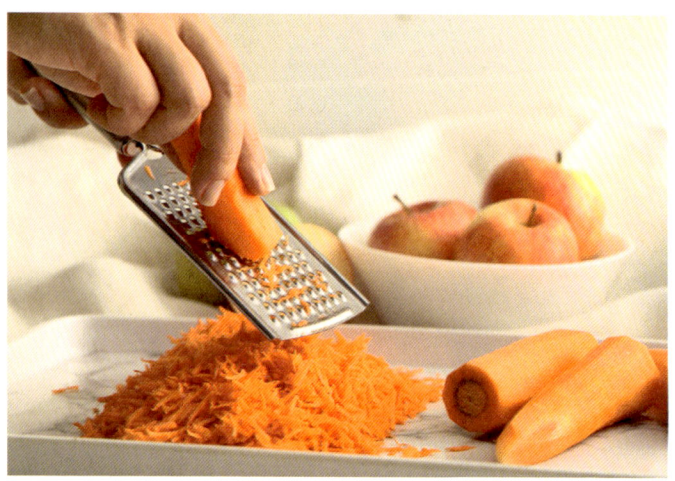

# Inhalt

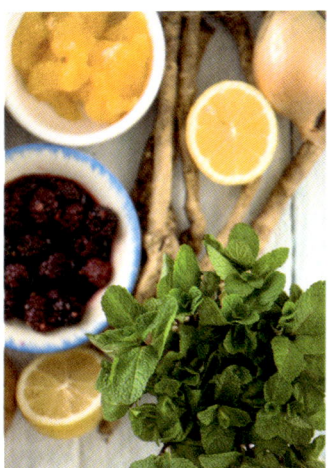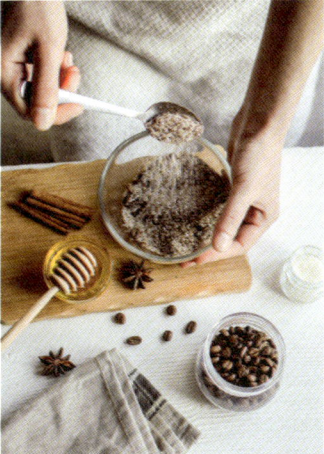

# Vorwort

»Der Weg zur Gesundheit führt durch die Küche,
nicht durch die Apotheke.«

Sebastian Kneipp (1821–1897),
Namensgeber der Kneipp-Medizin

## Liebe Leserin, lieber Leser,

greifen Sie auch bei Unwohlsein, Krankheit und Schmerzen ganz selbstverständlich zu Medikamenten? Kein Wunder, sie wirken schnell und zuverlässig und sie wurden über viele Jahre gut erforscht. In beinahe jedem Medizinschrank finden sich heute Aspirin, Ibuprofen und Co.

Schon seit Ende des 19. Jahrhunderts werden Arzneimittel industriell hergestellt. Was in vielen Fällen unbestritten ein Segen ist, sorgte aber auch dafür, dass überlieferte und bewährte natürliche Heilmethoden aus dem Blick gerieten. In diesem Ratgeber zeigen ich Ihnen, wie viele gesunde und sogar heilende Schätze es in Ihrem direkten Umfeld gibt: in der Vorratskammer, im Obstkorb, im Gemüsefach, im Teevorrat und sogar im Gewürzregal.

Unseren Groß- und Urgroßeltern ist es zu verdanken, dass altes Heilwissen zu einem großen Teil erhalten geblieben ist. Es wird heute gern von Eltern genutzt, die nach sanften Methoden suchen, um Krankheiten und Beschwerden ihrer Kinder zu lindern. Erprobt sind zum Beispiel Zwiebelsäckchen gegen Ohrenschmerzen. Oder Einreibungen mit Rosmarinöl bei Kreislaufschwäche. Aber auch für die kleinen oder größeren Beschwerden der Erwachsenen hält Omas Küchenapotheke viel Gutes bereit, darunter etwa Chinakohl-Tee gegen Husten, eine Möhrensuppe bei Durchfall und Muskatnussmilch bei Schlafstörungen.

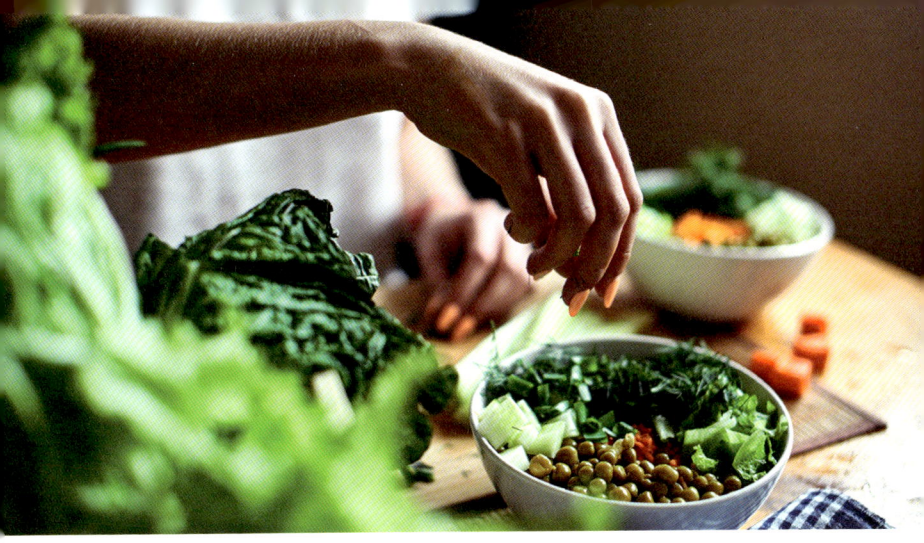

Von der modernen Medizin werden diese Behandlungsmethoden vielfach belächelt. Dabei sind sie eine gesunde, schonende und nachhaltige Ergänzung zu Medikamenten. Honig zum Beispiel schmeckt nicht nur gut, sondern ist auch ein hervorragendes Antiseptikum. Anis, der den meisten Menschen nur als Weihnachtsgewürz bekannt ist, hilft bei Erkrankungen von Atemwegen, Magen-Darm-Trakt und Venen. Der unscheinbare Schnittlauch enthält viel gut verfügbares Eisen und Vitamin C. Er erspart Ihnen die Eisentabletten und das künstliche Vitamin C. Kresse, kinderleicht auf der Fensterbank zu ziehen, ist ein wahrer Alleskönner: Unter anderem fördert sie die Durchblutung, stärkt Blase und Niere, sorgt für eine gute Verdauung, lindert Halsschmerzen, Husten und Asthma, fördert die Milchbildung in der Stillzeit und wirkt sogar gegen multiresistente Keime.

Ich stelle Ihnen erprobte Heilrezepte aus der Küchenapotheke vor, auch für die Erste Hilfe. Im Kapitel über Schönheitspflege finden Sie wohltuende und regenerierende Anwendungen mit Zutaten aus Küche und Vorrat. Eine kleine Auswahl meiner ganz persönlichen Lieblingsrezepte mit den gesunden und heilkräftigen Lebensmitteln aus der Küchenapotheke finden Sie am Schluss dieses Buchs.

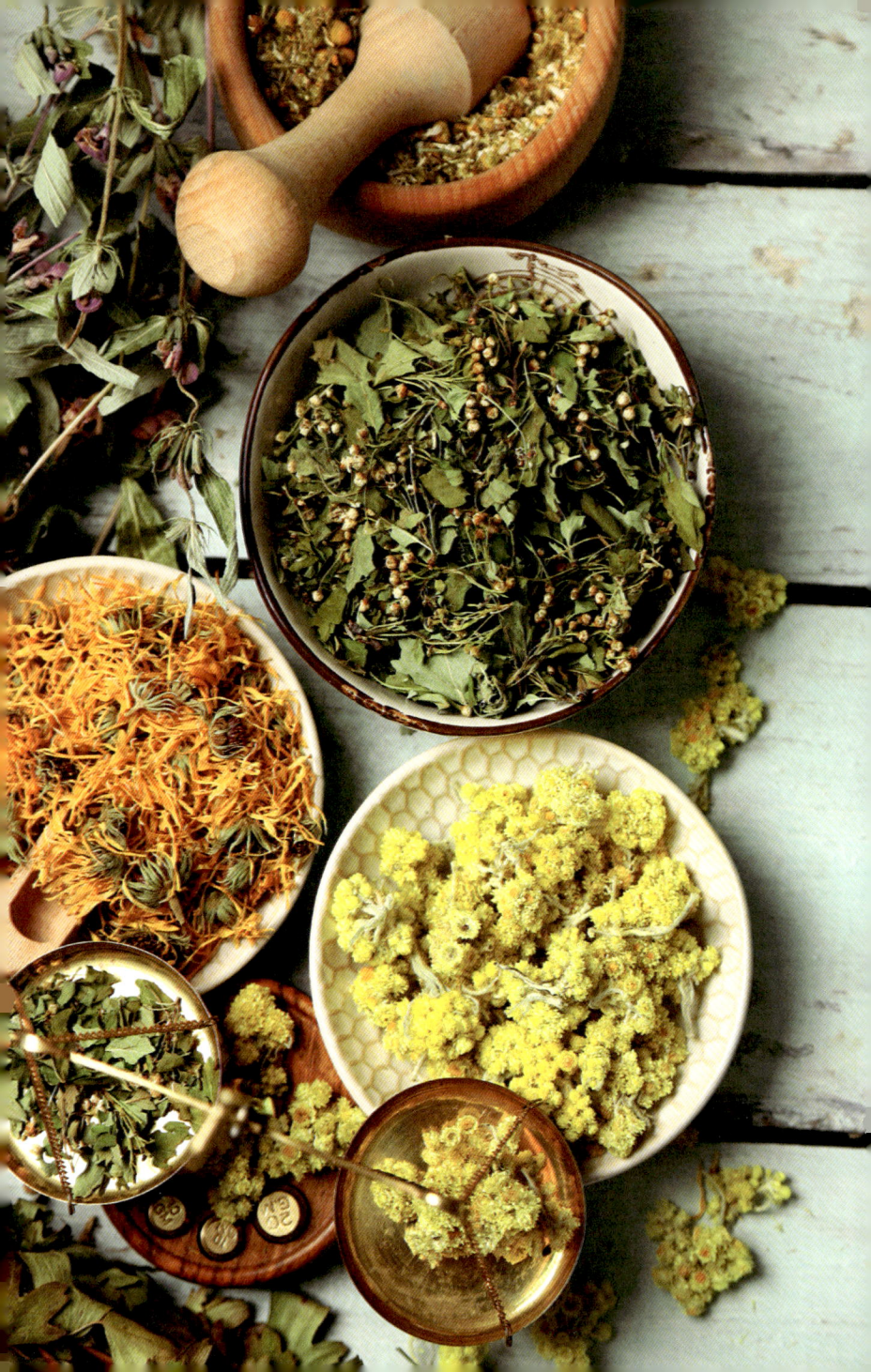

# Ein Blick in die Geschichte der Küchen- apotheke

Nicht immer waren Heil- und Arzneimittel sofort und für jedermann zugänglich. Eine flächendeckende Gesundheitsversorgung gehört zu den neueren Errungenschaften, und trotzdem ist sie vor allem in bevölkerungsarmen Gebieten auch heute nicht immer optimal gewährleistet. So war und ist es nur folgerichtig, auf die Hilfe von Hausmitteln zu setzen, denn die Hausapotheke erspart lange Wege: Viel Heilendes findet sich direkt in unserer Küche und Vorratskammer.

## Gesundheitsversorgung früher und heute

»Die Apotheke ist eine teure Küche.«

Dänisches Sprichwort

Das Wissen über heilende Hausmittel wurde über Jahrhunderte traditionell von der Frau des Hauses an die weiblichen Nachkommen weitergegeben. Daher sagen wir heute »Omas« und nicht »Opas« Hausmittel. Jede Generation profitierte so von den Erfahrungen, die die Vorfahren häufig in Krisenzeiten oder unter schwierigen Bedingungen gesammelt hatten. Oft genug wurde aus der Not eine Tugend. Denn die medizinische Grundversorgung war früher bei Weitem nicht flächendeckend geregelt, der nächste Arzt häufig weit entfernt.

Im 8. und 9. Jahrhundert versorgten Gewürzhändler und heilkundige Mönche in den abendländischen Klöstern die Bevölkerung mit Heilmitteln. Vorratskammern für Heilkräuter dienten als eine Art Apotheke. Bis ins 13. Jahrhundert hinein waren Ärzte gleichzeitig Apotheker. Durch die sogenannte Medizinalordnung von Kaiser Friedrich II. in den Jahren 1231 und 1240 kam es zu einer Trennung der beiden Berufe. Sie regelte – zunächst nur für Sizilien, später für ganz Europa – u.a. die ärztliche Ausbildung, die Praxisausübung, die Kontrolle der Arzneimittelherstellung und die Gestaltung der Arzneipreise.

## Extrawissen

**Eine deutsche Apotheke wird erstmals im Jahr 1241 von der Trierischen Chronik erwähnt: die »apoteca« in der Stadt Trier. Sie gilt als älteste Apotheke Deutschlands und besteht bis heute – unter dem Namen Löwen-Apotheke.**

In ländlichen Regionen mit niedriger Bevölkerungsdichte ist die Gesundheitsversorgung auch heute noch ein Problem. Hier gibt es weniger Ärzte und Apotheken als in den Zentren und eine spezialisierte Versorgung ist auf dem Land gar nicht oder nur begrenzt vorhanden. Der Einzugsbereich von Arztpraxen und Krankenhäusern muss sehr groß sein, damit diese wirtschaftlich arbeiten können. Das bedeutet lange Anfahrtswege für Patienten. Gerade für ältere Menschen ist das oft nicht zumutbar. Im ländlichen Raum annähernd gleiche Verhältnisse zu schaffen wie in der Stadt ist jedoch ein schwieriges Unterfangen. Nicht nur, weil die Gesundheitsversorgung der Landbevölkerung damit pro Kopf deutlich teurer wäre. Es fehlen auch niedergelassene Ärzte. Im Jahr 2020 waren es deutschlandweit 3000. Daher versuchen viele Bundesländer, mit Förderprogrammen Absolventen der Allgemeinmedizin für Landarztpraxen anzuwerben.

Vor diesem Hintergrund erlebt die Haus- und Küchenapotheke eine Renaissance. Omas Wissen ist wieder gefragt. Und findet sich neuerdings in einer Reihe von Büchern und Broschüren über Hausmittel für Kinder wieder, angefangen bei der Verwendung von Wickeln bis hin zur Zusammenstellung einer Notfallapotheke für den Haushalt.

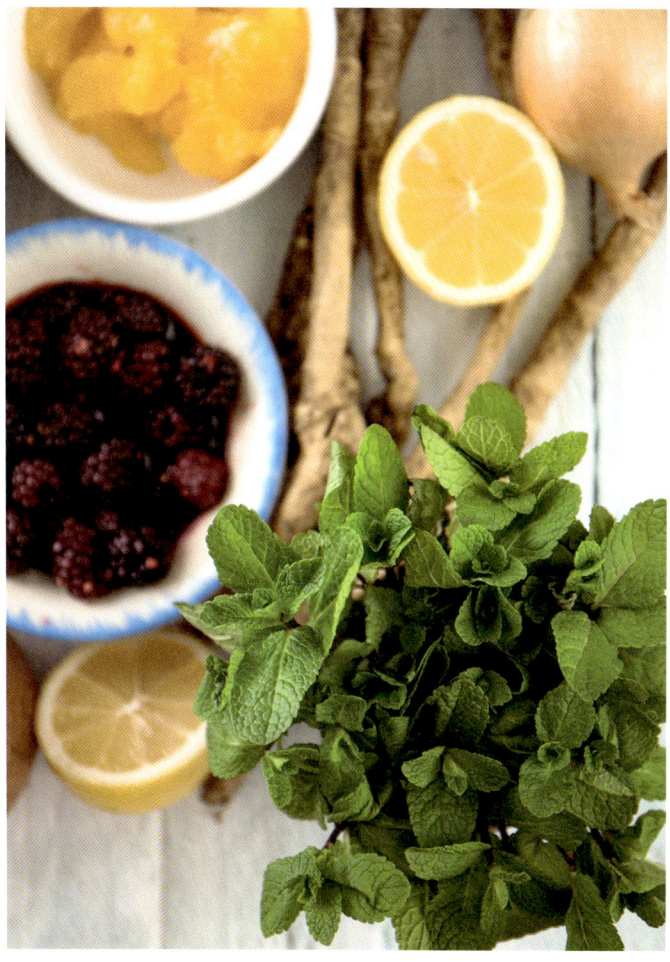

# Kleine Geschichte des Honigs

Viele der in diesem Buch vorgestellten Bestandteile der Küchenapotheke waren ursprünglich kostbar, wurden erst im Laufe der Zeit zu täglichen Nahrungsmitteln und schließlich entdeckte man ihre heilende Wirkung. Am Beispiel des Honigs lässt sich das gut nachvollziehen.

In den frühen Hochkulturen verehrten die Menschen die Bienen wegen ihrer Fähigkeit, Honig zu produzieren. Er diente als Opfergabe für religiöse Zwecke oder als Grabbeigabe und galt als Speise der Götter. Außerdem hieß es, der Verzehr von Honig schenke Unsterblichkeit. Seine große Bedeutung in dieser Zeit erkennt man auch daran, dass er begehrtes Handelsgut sowie Zahlungsmittel war. Hohe Beamte in Ägypten beispielsweise wurden zum Teil mit Honig bezahlt. Der Wert eines Topfs Honig entsprach etwa dem eines Esels.

Schließlich entdeckte man auch die Heilkräfte des Honigs. Schriftliche Belege dafür finden sich auf Tontafeln mit der Keilschrift der Sumerer aus dem Zeitraum 2100–2000 v. Chr. Bereits um 2700 v. Chr. hatte der ägyptische Arzt, Schriftgelehrte und Baumeister Imhotep Honig als Bestandteil von Arzneien erwähnt. Der griechische Arzt und Lehrer Hippokrates von Kos (ca. 460–370 v. Chr.) heilte Fieber mit Honigsalben. Auch die Germanen schätzten den Honig. Sie bereiteten daraus Met (Honigwein) zu und nannten ihn »Trank der Götter«. Im Mittelalter diente der Honig zur Versorgung kleiner Wunden im Alltag. Das Wissen um seine entzündungshemmende Wirkung ging leider im Laufe der Zeit verloren. Im späten Mittelalter erlebte die Imkerei ihre Hochzeit und auf den Diebstahl von Bienenstöcken und Honig standen hohe Strafen.

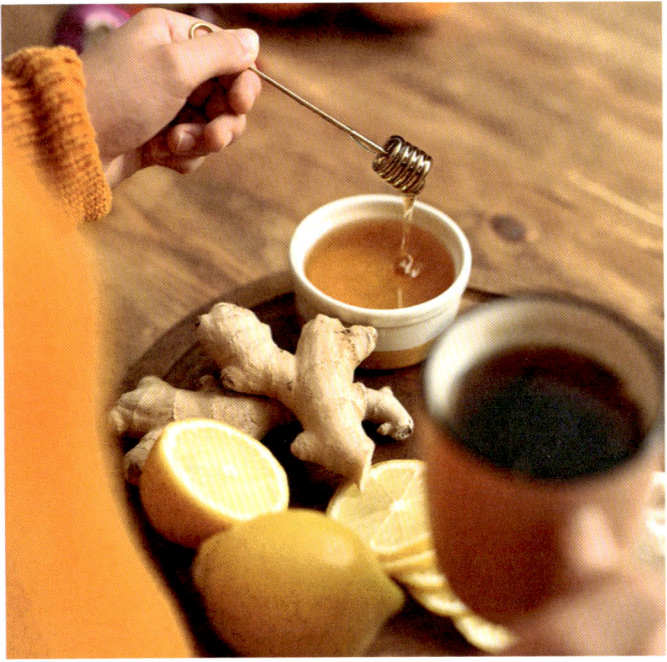

Der Honig hat nicht nur eine lange Geschichte als Heilmittel, sondern auch als Mittel zur Schönheitspflege. Denken Sie nur an die ägyptische Königin Kleopatra, die der Überlieferung zufolge in Milch und Honig zu baden pflegte. Darüber hinaus war Honig über Jahrhunderte das einzige Süßungsmittel. Als im Mittelalter alternative Mittel aufkamen, verlor er allmählich an Bedeutung und wurde schließlich im 19. Jahrhundert von dem Rübenzucker verdrängt.

Eine ähnliche Entwicklung wie der Honig nahmen auch die Gewürze Ingwer, Kardamom (»Königin der Gewürze«), Pfeffer, Vanille (das teuerste Gewürz nach Safran) und Zimt. Zunächst teuer und von besonderer Bedeutung, hielten sie im Laufe der Zeit Einzug in den Alltag der Menschen, wurden als Heilmittel entdeckt und gerieten schließlich wieder in Vergessenheit.

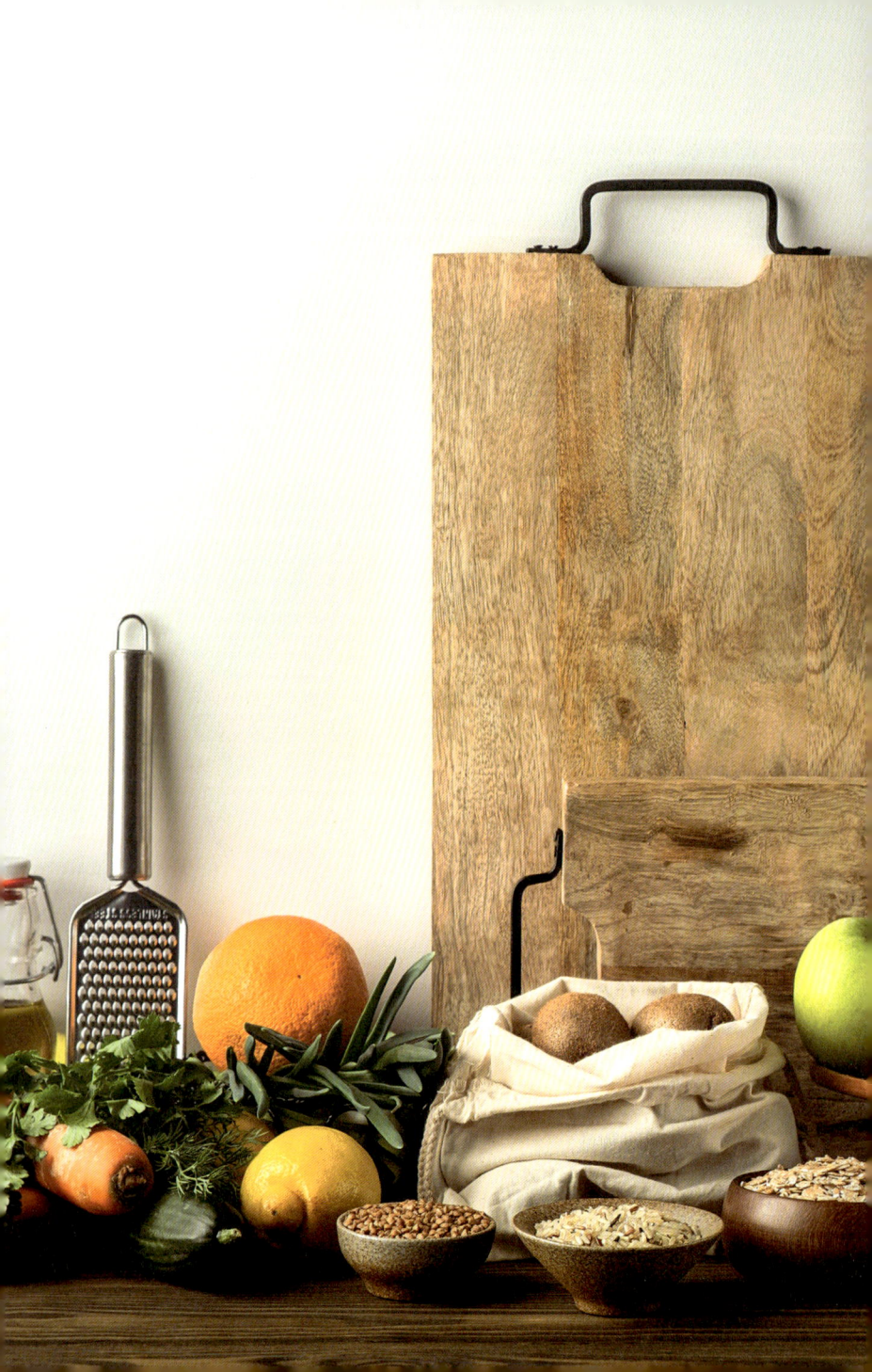

# Die Heilkräfte Ihrer Küchenzutaten

In Küche und Vorrat finden sich zahlreiche gesunde Helfer für unser Wohlbefinden. Ob frisches Obst oder Gemüse, Pflanzenöle aus dem Würzregal, Kräuter von der Fensterbank oder Molkereiprodukte aus dem Kühlschrank – in diesem Kapitel erfahren Sie, warum bestimmte Lebensmittel so zuträglich sind und wie Sie sie sinnvoll und gesundheits- beziehungsweise heilungsfördernd einsetzen können.

## Was Sie vor der Selbstbehandlung wissen müssen

Eines vorab: Kein Obst und kein Gemüse enthält alle Stoffe, die der Organismus benötigt. Wer aber jeden Tag mindestens fünf verschiedene Obst- und Gemüsesorten zu sich nimmt, möglichst in unterschiedlichen Farben, ist gut und ausgewogen versorgt. Aus diesem Grund lautet der Slogan der Deutschen Gesellschaft für Ernährung (DGE) auch: »5 am Tag« – am besten aufgeteilt in drei Portionen Gemüse und zwei Portionen Obst.

Das in diesem Ratgeber vorgestellte Obst und Gemüse können Sie in der Regel problemlos genießen. Allerdings gibt es einige Dinge, die Sie vorab wissen sollten.

### WISSENSWERTES IN PUNCTO OBST

Empfindliche Menschen und Allergiker greifen besser zu gut verträglichen Apfelsorten wie zum Beispiel Roter Boskop und Gravensteiner. Golden Delicious und Granny Smith werden weniger gut vertragen. Wer empfindlich auf Latex reagiert, sollte keine Bananen essen. Die Gründe für diese Unverträglichkeit sind leider noch nicht erforscht. Unreif gegessene

Birnen können Magen-Darm-Probleme auslösen. Pollenallergiker reagieren unter Umständen allergisch auf Erdbeeren und auch Zitrusfrüchte können Allergien auslösen.

## WISSENSWERTES IN PUNCTO GEMÜSE

Bei Gemüse gibt es ebenfalls Einschränkungen für den Verzehr. So sollten Gichtpatienten besser auf Sorten verzichten, deren Purinwert sehr hoch ist. Dazu gehören

- Blumenkohl
- Bohnen
- Brokkoli
- Lauch

Überdies kann Weißkohl, im Übermaß gegessen, Schilddrüsenprobleme verstärken. Auch in der Schwangerschaft und bei schweren Vorerkrankungen sollten Sie damit vorsichtig sein. Chinakohl ist besser bekömmlich, wenn Sie ihn mit Kümmel oder Fenchel würzen. Wer blutverdünnende Medikamente einnimmt, sollte nicht zu viel Grünkohl zu sich nehmen. Er enthält viel Vitamin K, das die Wirkung der Medikamente hemmen kann. Menschen, die an einem Reizdarm leiden, verzichten besser auf Lauch und Zwiebeln.

Wenn Sie allergisch auf Gräserpollen sind, essen Sie besser keine Bohnen. Fast alle Hülsenfrüchte enthalten allergieauslösende Proteine. Beifußpollen-Allergiker können allergisch auf Gurken, rohe Möhren, schwarzen Pfeffer und Sellerie sowie auf Kamillen- und Pfefferminztee reagieren. Kreuzallergien gegen Anis, Fenchel, Kümmel, Majoran, Oregano, Petersilie und Thymian sind ebenfalls möglich.

## Aufgepasst!

Die Heilanwendungen in diesem Buch eignen sich für leichte, akute Alltagsbeschwerden. Bitte verwenden Sie hochwertige Produkte, möglichst aus kontrolliert biologischem Anbau. Suchen Sie Ihren Arzt auf, wenn sich die Beschwerden nach zwei Tagen nicht gebessert haben.

## Obst – das farbenprächtige Powerfood

Ob heimisches Obst oder südländische Früchte: Das schmackhafte und gesunde Powerfood bietet eine große Vielfalt, was Formen, Farben und Größen angeht. Zitrusfrüchte zählen zu den ältesten Obstsorten der Welt. Kultiviert werden sie schon seit mehr als 4000 Jahren. Sämtliche Sorten sind aus drei Urformen entstanden: Mandarine, Pampelmuse und Zitronatzitrone (Cedro).

### DER APFEL, DIE UNTERSCHÄTZTE FRUCHT

Sicher kennen Sie das Sprichwort »An apple a day keeps the doctor away«. Es stammt aus Wales und hat sich von dort über die ganze Welt verbreitet. Nicht ohne Grund: Denn Äpfel sind nicht nur lecker und dabei kalorienarm, sondern auch ausgesprochen gesundheitsfördernd.

#### Das Plus für Ihre Gesundheit

Was die Volksheilkunde schon lange wusste, haben im Laufe der Zeit zahlreiche Studien bestätigt: Der regelmäßige Verzehr von Äpfeln beugt Asthma vor, stärkt Bronchien und Lunge, schützt das Gehirn, senkt das Krebs- und das Schlaganfallrisiko, reinigt die Leber, lindert Gicht- und Rheuma-Beschwerden und stärkt und saniert die Darmflora. Der eher unscheinbare Apfel ist somit ein wahres Kraftpaket für Ihre Gesundheit. Ein durchschnittlich großes Exemplar enthält 15 Mineralstoffe und Spurenelemente, 11 Vitamine, viele Ballaststoffe sowie sekundäre Pflanzenstoffe, die zum Beispiel antibakteriell und entzündungshemmend wirken.

Aus ayurvedischer Sicht wirken Äpfel nährend, regulieren den Blutzucker, senken das Krebsrisiko und verlangsamen den Alterungsprozess. Hier verwendet man beispielsweise eine Abkochung aus der Rinde des Apfelbaums bei wiederholt auftretendem Fieber. Die Traditionelle Chinesische Medizin schätzt den Apfel unter anderem, weil er Feuchtigkeit, Hitze und Toxine ausleitet.

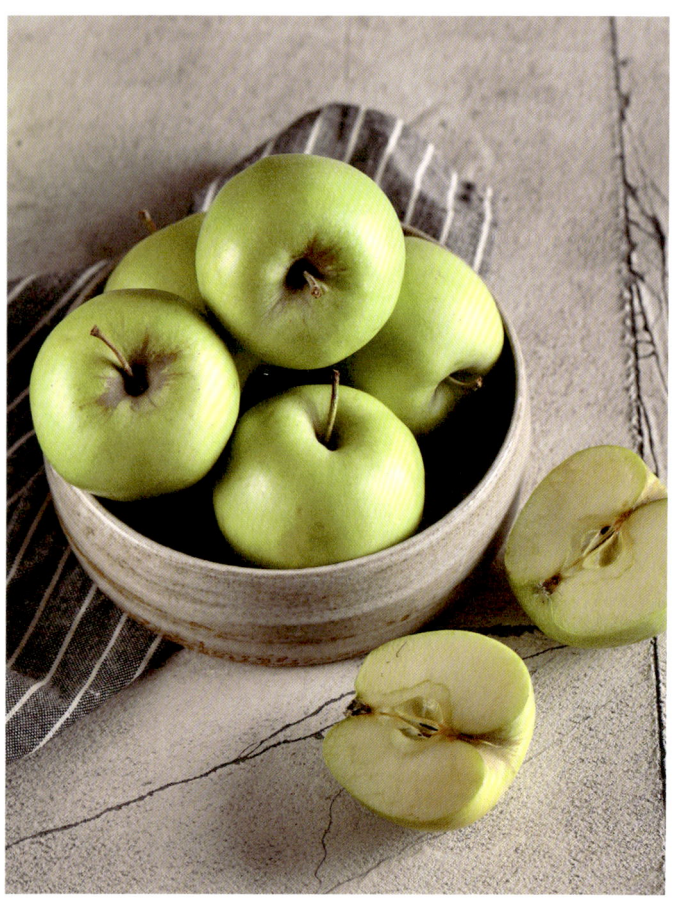

### Heilanwendungen mit Äpfeln

Regelmäßig Äpfel zu essen fördert Ihre Gesundheit. Darüber hinaus lässt sich ihre Heilkraft gezielt einsetzen, etwa bei Durchfall oder bei Heiserkeit. Dabei findet sowohl die Schale wie auch das Fruchtfleisch – gerieben oder leicht gebraten – Verwendung.

## Apfel-Frühjahrskur

Für 4–5 Portionen

**Zutaten:**
100 g getrocknete Schalen von Bio-Äpfeln
1 l Wasser
1 EL Honig

**Zubereitung:**
- Die Apfelschalen zerkleinern und mit dem Wasser übergießen.
- Alles zum Kochen bringen und 10 Minuten lang köcheln lassen.
- Abseihen, die Flüssigkeit etwas abkühlen lassen und mit dem Honig süßen.
- Kurmäßig 4 Wochen lang 3 Tassen täglich trinken.

## Apfelschalentee bei Gicht- und Rheumaschmerzen

Für 1 Portion

**Zutaten:**
2 TL getrocknete Schalen von 1 Bio-Apfel
250 ml kochendes Waser

**Zubereitung:**
- Die Apfelschalen zerkleinern und mit dem Wasser übergießen.
- 15 Minuten zugedeckt ziehen lassen.
- Abseihen und warm trinken.

## Apfel gegen Heiserkeit

Für 2–3 Portionen

**Zutaten:**
1 Apfel
1 TL Butter
1 TL Honig

**Zubereitung:**
- Den Apfel schälen, vom Kerngehäuse befreien und in Spalten schneiden.
- Die Butter in einer Pfanne erwärmen und die Spalten darin sanft anbraten.
- Mit dem Honig beträufeln und warm essen.
- Mehrmals am Tag anwenden, bis die Beschwerden nachlassen.

## Geriebener Apfel gegen Durchfall

Für 2–3 Portionen

**Zutaten:**
1 Bio-Apfel

**Zubereitung:**
- Den Apfel putzen und mit der Schale sehr fein reiben.
- Das Fruchtfleisch 10 Minuten stehen lassen, bis es sich bräunlich verfärbt.
- 2- bis 3-mal täglich eine Portion essen, bis sich die Beschwerden bessern.

## DIE BANANE, EINST PARADIESFEIGE GENANNT

Bananen gehören zu den ältesten Kulturpflanzen der Welt. Sie stammen ursprünglich aus Südostasien und gelangten über die arabischen Länder nach Afrika und Europa, erst im 15. Jahrhundert nach Amerika. Bereits um 600 v. Chr. verzehrten die Menschen Bananen, die damals noch große schwarze Samen enthielten. Das belegen buddhistische und indische Schriften.

### Hätten Sie's gewusst?

Ihre gekrümmte Form verdankt die Banane dem Sonnenlicht. Sie wächst gerade im Schutz von großen Blättern. Wenn diese abfallen, drehen sich die Früchte nach außen und dann nach oben.

### Das Plus für Ihre Gesundheit

Bananen punkten mit viel energiespendendem Fruchtzucker, Kalium, Magnesium und Vitamin $B_6$. Und sie machen nachweislich glücklich – dank der Inhaltsstoffe Dopamin, Noradrenalin und Serotonin. In der Volksmedizin sind Bananen für ihre heilende Wirkung bei Durchfall bekannt. Sportler bekommen durch reife Bananen schnell Energie. Gut zu wissen: Je reifer die Frucht, desto höher der Zuckeranteil: bis zu 30 g Kohlenhydrate pro 100 g.

Die Inhaltsstoffe der Banane helfen unter anderem, hohem Blutdruck vorzubeugen und die Leistung des Gehirns zu verbessern. Die Früchte wirken außerdem entzündungshemmend, sie fördern die Verdauung, stärken den Dickdarm und wirken vorbeugend gegen Darmkrebs. Abgesehen davon sind Bananen einfach lecker. Daher erstaunt es nicht, dass der Pro-Kopf-Verbrauch in Europa bei 12 kg im Jahr liegt.

### Heilanwendungen mit Banane

Sie müssen nicht erst krank werden, um in den Genuss von Bananen zu kommen. Wenn Sie täglich eine Banane essen, stärkt das Ihre Gesundheit. Gezielt eingesetzt, hilft sie bei Durchfall.

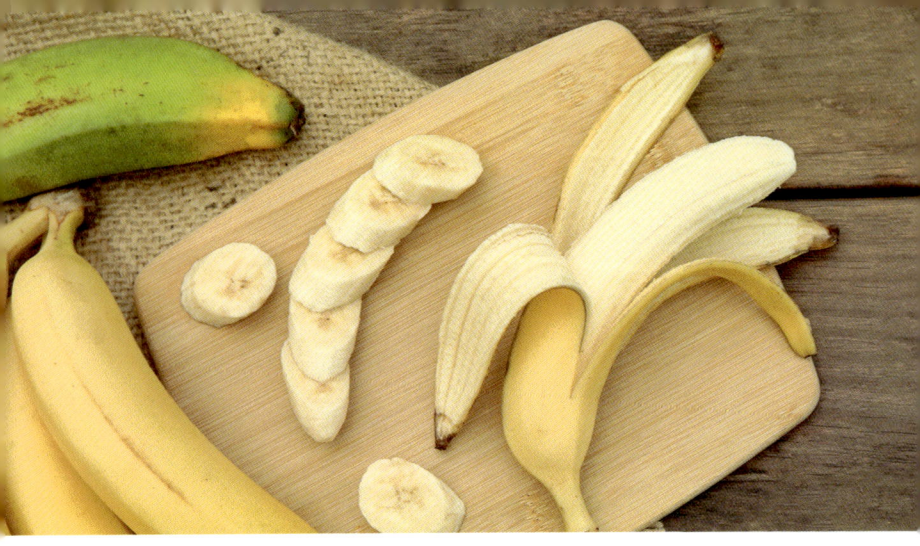

## Banane bei Durchfall

Für 1 Portion

**Zutaten:**
1 reife kleine Banane
1–2 TL zarte Haferflocken

**Zubereitung:**
- Die Banane mit einer Gabel zu Brei zerdrücken, die Haferflocken untermischen.
- 2- bis 3-mal täglich einen solchen Brei essen, bis sich die
Beschwerden bessern.

### Extrawissen

In Westafrika und in einigen asiatischen Ländern
gilt die Zwerg-Essbanane Musa acuminata als
traditionelles Heilmittel. Man verwendet ihre Blätter
und Schalen als Auflage für Wunden. Die Schale
der Bananenart Cavendish, die Sie in heimischen
Supermärkten kaufen können, hat dagegen keine
Heilkräfte.

## DIE BIRNE, FRUCHT AUS PRÄHISTORISCHER ZEIT

Kennen Sie die alte Streitfrage, was gesünder ist – die Birne oder der Apfel? Birnen haben weniger Kalorien als ein Apfel, enthalten weniger Vitamin C und weniger Kalium, dafür mehr Calcium, Folsäure und Magnesium. Ihr Säuregehalt ist niedriger, daher sind sie für empfindliche Menschen besser bekömmlich.

Der Vorläufer der Birne, die Wild- oder Holzbirne, stammt aus dem Kaukasus, die Birne selbst vermutlich aus Vorderasien. Als Heimat werden unter anderem Anatolien, Armenien und Persien genannt. Erstmals kultiviert wurden Birnen von den Chinesen. Schließlich gelangten die Früchte nach Mitteleuropa, vermutlich in der Jungsteinzeit (10000–2200 v. Chr.). Der Anbau am Bodensee in dieser Zeit ist belegt. Auch die Griechen und Römer der Antike kultivierten Birnen. Erst Ende des 18. Jahrhunderts begann man mit der Züchtung neuer Sorten. Heute sind mehr als 25 Birnenarten und über 5000 Sorten weltweit bekannt.

### Gut zu wissen

Eine reife Birne erkennt man daran, dass sie bei leichtem Druck am Stielansatz nachgibt.

### Das Plus für Ihre Gesundheit

Birnen sind leicht verdaulich, fettarm und zählen zu den ballaststoffreichsten Obstsorten. Zu ihren wichtigsten Inhaltsstoffen gehören die Vitamine A, $B_1$, $B_2$, $B_9$ (Folsäure) und C, außerdem Calcium, Eisen, Kalium und Phosphor. Ihre Ballaststoffe regen die Verdauung an, ihre Gerbstoffe wirken antimikrobiell und lindern Entzündungen von Haut und Schleimhäuten. Auch das enthaltene Quercetin, ein Naturfarbstoff, punktet mit vielen gesundheitsfördernden Eigenschaften: Es beugt Erkältungen vor, lindert die Symptome bei bestehenden Erkältungen, hemmt Entzündungen, senkt den Blutdruck, wirkt gegen Viren, schützt vor allergischen Erkrankungen, mildert Allergiesymptome, kann Krebserkrankungen vorbeugen und schützt das Herz.

Im Ayurveda heißt es, Birnen reinigen den Verdauungstrakt, wirken ausgleichend und heben die Stimmung. In der Traditionellen Chinesischen Medizin sind gekochte Birnen mit Kandiszucker ein Mittel gegen Husten.

### Heilanwendungen mit Birne

Birnen sind vor allem als Hausmittel bei Magen-Darm-Erkrankungen bekannt. Regelmäßig verzehrt, beugen sie der Entstehung von schlechten Bakterien im Darm vor. Sie können aber noch viel mehr: So verbessern sie zum Beispiel die Durchblutung, fördern die Harnbildung, beugen Herzerkrankungen vor, verringern das »schlechte« Cholesterin, unterstützen das Immunsystem und stärken die Knochen. Sie lassen kleine Verbrennungen und Wunden schneller heilen und reduzieren die Faltenbildung der Haut. Auch die Blätter und Blüten des Birnbaums haben es in sich. Traditionell verwendet man sie zum Beispiel bei Harnwegserkrankungen und bei Erkältungskrankheiten.

## Birnbaumblätter bei Nierensteinen

Für 4–5 Portionen

### Zutaten:
40 g Birnbaumblätter
1 l kochendes Wasser

### Zubereitung:
- Die Blätter vorsichtig säubern und mit dem Wasser übergießen.
- 25 Minuten ziehen lassen, dann abseihen.
- Begleitend zur ärztlichen Behandlung 3 Tassen täglich trinken, bis die Beschwerden nachlassen.

## Birnbaumblüten bei Blasenentzündung

Für 4–5 Portionen

**Zutaten:**
30 g Birnbaumblüten
1 l kochendes Wasser

**Zubereitung:**
- Die Birnbaumblüten vorsichtig säubern und mit dem Wasser übergießen.
- 10 Minuten ziehen lassen, dann abseihen.
- Begleitend zur ärztlichen Behandlung morgens und abends 1 Tasse trinken, bis sich die Beschwerden bessern.

## Getrocknete Birnbaumblätter bei Halsweh

Für 3–4 Anwendungen

**Zutaten:**
10 g getrocknete Birnbaumblätter
¼ l Wasser

**Anwendung:**
- Die Blätter in das Wasser geben, aufkochen, 3 Minuten kochen lassen und vom Herd nehmen.
- 15 Minuten ziehen lassen, dann abseihen.
- 3-mal täglich damit gurgeln.

### Gut zu wissen

Der Birnbaum ist nicht nur in der Volksmedizin, sondern auch in der Kosmetikindustrie beliebt.

## DIE ERDBEERE, DIE VIELSEITIGE SOMMERFRUCHT

Wer liebt sie nicht, die rote Sommerfrucht? Was die meisten Menschen nicht wissen: Erdbeeren sind nicht nur ausgesprochen lecker, sie haben auch Heilkräfte.

Wild wachsende Erdbeeren gab es bereits in der Steinzeit, was archäologische Funde unter anderem am Bodensee belegen. Im 14. Jahrhundert begann man, die kleinen Walderdbeeren (Fragaria vesca) zu kultivieren. Die Urform unserer heutigen Gartenerdbeere (Fragaria x ananassa) verdanken wir vor allem zwei Männern: zum einen dem französischen Entdecker Amédée-François Frézier, der 1714 fünf Exemplare der Strand- oder Chile-Erdbeere (Fragaria chiloensis) aus Südamerika mit nach Europa brachte. Diese Pflanze hat ledrige, blaugrüne Blätter und sehr große Früchte. Zum anderen einem namentlich nicht bekannten niederländischen Züchter, dem 1750 eine Kreuzung der nordamerikanischen Scharlach-Erdbeere mit der Chile-Erdbeere gelang. Davon stammen alle etwa 1000 heutigen Erdbeersorten ab. Die Bezeichnung »ananassa« verweist auf den ananasähnlichen Geschmack.

### Hätten Sie's gewusst?

Die Moschus- oder Zimterdbeere (Fragaria moschata), heute nur noch in der Umgebung von Mailand kultiviert, war früher die häufigste Erdbeere in den heimischen Gärten. Ihr Geschmack erinnert an das Muskat-Aroma von Trauben. Die Knack- oder Hügel-Erdbeere (Fragaria viridis), eine von vier wilden Erdbeerarten in Deutschland, schmeckt leicht säuerlich und verdankt ihren Namen dem Knackgeräusch, das sie bei der Ernte macht.

### Das Plus für Ihre Gesundheit

Erdbeeren gehören zu den gesündesten Lebensmitteln überhaupt. Unter anderem enthalten sie Methylsalicylsäure, die gegen Schmerzen genauso wirksam ist wie die für Schmerz-

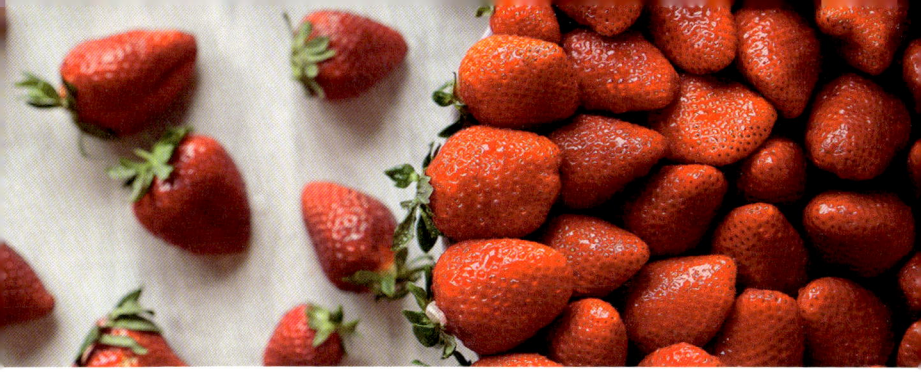

mittel verwendete Acetylsalicylsäure. Erdbeeren verlangsamen den Alterungsprozess und stärken Gehirn, Herz, Muskeln und Sehkraft. Ihr wichtigster Inhaltsstoff, die sogenannte Ellagsäure (auch in Granatäpfeln und Walnüssen enthalten), kann Gebärmutterhalskrebs zum Stillstand bringen und allgemein die Vermehrung von Krebszellen hemmen. Sie aktiviert in der Leber Enzyme, die krebserregende Chemikalien und Stoffe eliminieren, bekämpft freie Radikale und unterstützt das Immunsystem. Erdbeeren wirken darüber hinaus adstringierend, blutreinigend und harntreibend. Sie schützen vor Herz-Kreislauf-Erkrankungen, töten Keime und hemmen Entzündungen. Die roten Früchte enthalten mehr Vitamin C als Orangen, außerdem B-Vitamine, Eisen, Kalium, Calcium, Kupfer und Zink sowie Quercetin (einen Naturfarbstoff mit zahlreichen positiven Wirkungen für die Gesundheit) und das antioxidativ wirkende Catechin. Obendrein sind Erdbeeren reich an Ballaststoffen, kalorien- und fettarm.

Im Ayurveda werden Erdbeeren für den Vata-Typ empfohlen, der zu Nervosität, Ängstlichkeit und Schlafstörungen neigt. Die Traditionelle Chinesische Medizin schätzt Erdbeeren vor allem wegen ihrer kühlenden Wirkung. So heißt es zum Beispiel, dass Erdbeeren Schlacken im Körper lösen können und positiv auf erhöhte Blutfett- und Cholesterinwerte wirken.

Konkrete Heilanwendungen für die Hausapotheke gibt es nicht. Dennoch: Genießen Sie während der Saison regelmäßig Erdbeeren. Achten Sie dabei auf heimische Ware, möglichst aus kontrolliert biologischem Anbau.

## MANDARINE, SÜSS UND GESUND

Mandarinen gehören zu den ältesten bekannten Zitrusfrüchten. Sie stammen ursprünglich aus China und waren im 12. Jahrhundert dem Kaiser und seinen höchsten Beamten, den sogenannten Mandarinen, vorbehalten. Der orangefarbenen Uniform der Mandarine verdankt die Frucht ihren Namen. Von China aus hat sie sich über die ganze Welt verbreitet. Im Mittelmeerraum werden Mandarinen erst seit dem 19. Jahrhundert angebaut. Die ersten Plantagen entstanden in der Umgebung der Städte Genua, Nizza und Parma.

### Das Plus für Ihre Gesundheit

Eine Mandarine besteht zu 85 Prozent aus Wasser. Sie ist reich an Ballaststoffen, enthält viel Kalium, nennenswerte Mengen an Calcium und Magnesium sowie die B-Vitamine, Vitamin A und C. Die Asparaginsäure soll den Muskelaufbau und die Leistungskraft fördern, zudem wirkt sie harntreibend und entschlackend.

Mandarinen verlangsamen den Alterungsprozess der Haut, tragen zur Senkung des »schlechten« Cholesterins bei, können hohen Blutdruck senken, stärken die Knochen und unterstützen das Immunsystem. Aber das ist längst nicht alles. Die kleine Powerfrucht wirkt auch krampflösend und verdauungsanregend, fördert die Durchblutung, strafft das Bindegewebe, kurbelt die Fettverbrennung an, normalisiert die Blutfettwerte und soll vor Diabetes schützen.

Von allen Zitrusfrüchten haben Mandarinen den höchsten Gehalt an Selen, einem lebenswichtigen Spurenelement. Ein

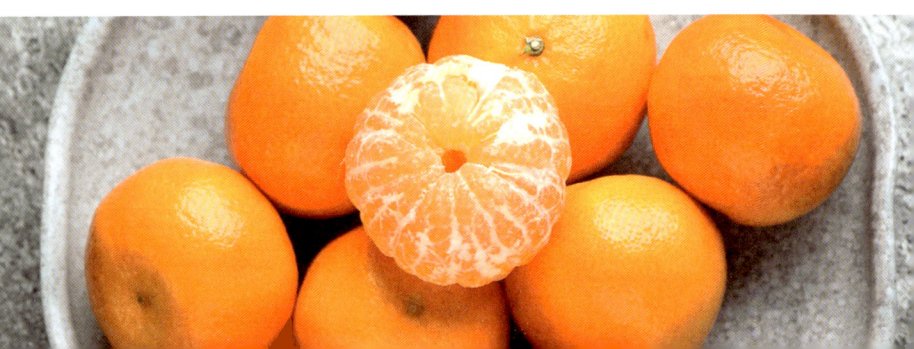

Mangel reduziert den Schutz vor freien Radikalen, schwächt das Immunsystem und beeinträchtigt die Muskelfunktion. Ein weiterer entscheidender Pluspunkt: der enthaltene Pflanzenstoff Nobiletin. Offenbar verhindert er die Ansammlung von Fett in der Leber.

### Heilanwendungen mit Mandarine

In den Ländern, in denen sie wächst, dient die Mandarine als stark abkühlende Sommerfrucht. In Deutschland dagegen ist sie vor allem im Winter beliebt und wird in der Erkältungszeit als Vitamin-C-Booster verwendet. Essen Sie also reichlich davon.

Die Traditionelle Chinesische Medizin verwendet nicht nur die Früchte, sondern auch die Schale, deren Geschmack bitter und scharf ist. Mit ihrer Hilfe lassen sich die Verdauung unterstützen, Krämpfe lösen und Brechreiz sowie Übelkeit lindern.

## Mandarinen-Birne-Trunk gegen Husten

Für 2 Portionen

### Zutaten:
2 Bio-Mandarinen
1 Birne
1½ EL brauner Kandiszucker
400 ml Wasser

### Zubereitung:
- Die Mandarinen schälen, die Kerne und die weißen Häutchen entfernen.
- Die Birne schälen und entkernen.
- Die Früchte klein schneiden, mit dem Kandiszucker in dem Wasser aufkochen und bei geringer Temperatur 15 Minuten köcheln.
- 3-mal täglich 1 Portion trinken.

# Mandarine bei Aufstoßen und Übelkeit

Für 1 Portion

**Zutaten:**
1 Bio-Mandarine

**Zubereitung:**
- Die Mandarine samt Schale in Stücke schneiden.
- In etwas Wasser abkochen und essen.

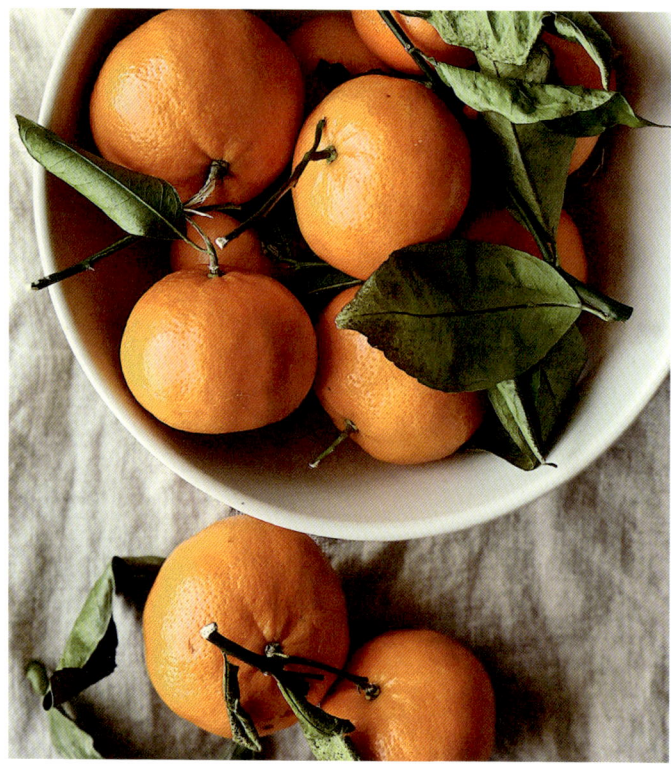

## DIE ORANGE, ABGLANZ DES PARADIESES

Schon vor 4000 Jahren im Süden von China kultiviert, zählt der »persische Apfel« oder »Apfel aus China« bis heute zu den beliebtesten Zitrusfrüchten. Orangen sind aus einer Kreuzung von Mandarine und Pampelmuse entstanden. Ihre Heimat liegt in Südchina. Zu den ersten historisch belegten Anbaugebieten gehören die südchinesischen und nordindischen Regionen am Fuß des Himalaya. Orangenbäume, so heißt es, wuchsen auch in den Hängenden Gärten der Semiramis, einem der sieben Weltwunder der Antike. Die Menschen glaubten, der Orangenbaum sei göttlicher Herkunft. Zahlreiche Dichter haben ihn mit ihren Werken geehrt. So heißt es zum Beispiel in einer arabischen Dichtung: »Es scheint, als hätte der Himmel feines Gold vergossen und die Erde daraus Kugeln geformt. (...) Glückseligkeit herrscht, wo immer Orangen gepflückt werden können.« Im 17. Jahrhundert züchtete der europäische Adel die empfindlichen Orangenbäumchen in den ersten Orangerien (Gewächshäusern) und scheute weder Mühe noch Kosten, um sie vor dem Erfrieren zu bewahren.

### Das Plus für Ihre Gesundheit

Eine Orange besteht zu etwa 85 Prozent aus Wasser. Mit zwei Früchten pro Tag decken Sie Ihren Tagesbedarf an Vitamin C. Außerdem liefert die Frucht geringe Mengen an B-Vitaminen sowie Eisen, Kalium, Calcium, Magnesium, Ballaststoffe und wertvolle sekundäre Pflanzenstoffe. Diese wirken antioxidativ, entzündungshemmend, immunstärkend und verlangsamen den Alterungsprozess der Haut. Orangen wirken beruhigend, entkrampfend, harntreibend und schmerzlindernd. Und sie können noch mehr für Ihre Gesundheit tun: Der regelmäßige Verzehr von Orangen beugt Erkältungen vor, kann die Entstehung von Nierensteinen verhindern, stärkt den Magen-Darm-Trakt, trägt zum Erhalt gesunder Knochen bei, kräftigt das Bindegewebe, verhindert Arteriosklerose und Bluthochdruck und kann sogar das Krebsrisiko senken. Die TCM verwendet die Orange als fiebersenkendes oder galletreibendes Mittel.

### Heilanwendungen mit Orange

Wenn Sie regelmäßig Orangen essen, tun Sie bereits viel zur Stärkung Ihrer Gesundheit. Auch Orangenschalen helfen, etwa bei Verdauungsbeschwerden und bei Appetitlosigkeit. Verwenden Sie für die folgende Anwendung bitte nur Früchte aus kontrolliert biologischem Anbau, um eine Schadstoffbelastung zu vermeiden!

## Orangenschalentrunk für Magen und Darm

Für 1 Portion

### Zutaten:
5 g getrocknete Orangenschalen
150 ml heißes Wasser

### Zubereitung:
- Die Schalen mit dem Wasser übergießen, 3 Minuten ziehen lassen und abseihen.
- Morgens und abends in kleinen Schlucken trinken. Die Tagesdosis sollte 10 g Schalen nicht überschreiten.

### Orangenschalen selbst trocknen – so geht's

Den Backofen auf 50 °C vorheizen.

Bio-Orange(n) waschen, trocken reiben und schälen.

Die Orangenschalen in kleine, schmale Stücke schneiden.

Ein Blech mit Backpapier auslegen und die Orangenschalen gleichmäßig darauf verteilen.

2–3 Stunden auf der mittleren Schiene backen. Dabei die Backofentür einen Spalt weit geöffnet lassen, damit die Feuchtigkeit entweichen kann.

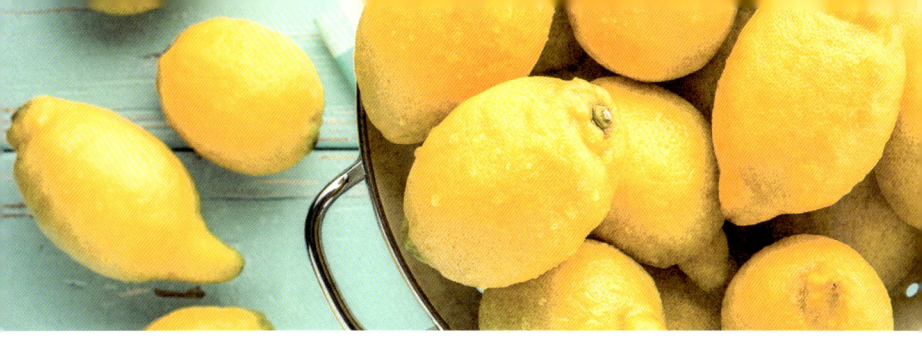

## DIE ZITRONE, DAS MULTITALENT

Die Zitrone ist ein sogenannter Trihybrid, wurde also aus drei »Elternfrüchten« gekreuzt: der Mandarine, der Pampelmuse und der Zitronatzitrone. Die Heimat der Zitrone ist der Nordosten von Indien. Schon lange vor Beginn unserer Zeitrechnung war sie im chinesischen Kaiserreich bekannt, von wo aus sie mit Händlern nach Arabien und Persien gelangte. Im 15. Jahrhundert kam die Zitrone nach Europa und von dort mit Christoph Kolumbus nach Amerika. 1768 erregte der britische Seefahrer und Entdecker James Cook Aufsehen, als er auf seinem Schiff *Endeavour* Zitrusfrüchte und eingelegtes Sauerkraut mitführte, um den gefürchteten Skorbut unter den Seeleuten zu verhindern. Tatsächlich starb keiner seiner Matrosen an dieser Vitamin-C-Mangelkrankheit, die die Zähne faulen lässt, den Körper schwächt und schließlich zum Tod führt. Das war eine weitere Etappe des Siegeszugs der Zitrone. Es sollte jedoch noch etwa hundert Jahre dauern, bis der Welthandel mit Zitronen begann: 1870 transportierte ein Schiff die erste Zitronenlieferung von Sizilien nach Nordamerika.

### Das Plus für Ihre Gesundheit

Zitronen im Haus ersetzen zwar nicht den Arzt, haben aber derartig viele, breit gefächerte Heilkräfte, dass ich Ihnen hier nur eine kleine Auswahl an Heilrezepten präsentieren kann. Unter anderem aktivieren sie den Calcium-Stoffwechsel, beugen Herz-Kreislauf-Erkrankungen vor, stärken Arterien und Venen, schützen vor Nierensteinen, senken Blutfett- und Harnsäurewerte, kräftigen Bindegewebe, Haare und Nägel, lindern Aphthen und verbessern die Eisenverwertung. Sie wirken abschwellend, adstringierend, antibakteriell, antiviral, blutstillend, brechreizstillend und cholesterinsenkend. Darüber hinaus fördern sie die Durchblutung, stärken das Immunsystem, wirken entkrampfend, entspannend, fiebersenkend, schmerzlindernd und stimmungsaufhellend.

## Hätten Sie's gewusst?

**Trotz ihres hohen Säuregehalts wirken Zitronen im Körper basisch. Daher eignen sie sich gut für die Behandlung von Sodbrennen, Säurebeschwerden und Magenschmerzen.**

### Heilanwendungen mit Zitrone

Die Zitrone ist ein wichtiger Bestandteil der Hausapotheke und kann vielfältig angewendet werden. Nachfolgend stelle ich Ihnen einige erprobte Rezepte vor. Verwenden Sie für die Anwendungen am besten Zitronen aus kontrolliert biologischem Anbau. Herkömmliche Zitronen dürfen mit Konservierungsmitteln und Wachsen behandelt werden. Zum Teil lassen sich auch Rückstände von Pflanzenschutzmitteln in der Schale nachweisen

## Erkältungssaft mit Zitrone

Für 1 Portion

### Zutaten:

100 ml Bio-Zitronensaft, frisch gepresst
100 ml Bio-Möhrensaft, frisch gepresst

### Zubereitung:

- Die Säfte gut vermischen.
- In der Erkältungssaison täglich 1 Portion trinken.

## Zitronensaft gegen Kopfschmerzen

Für 1 Portion

### Zutaten:
1 TL Bio-Zitronensaft, frisch gepresst
1 Tasse Espresso

### Zubereitung:
- Den Zitronensaft in den Espresso geben und schluckweise trinken.
- Die Mischung wirkt sogar bei migräneartigen Kopf-schmerzen.

## Zitronentrunk zur Entgiftung und Entschlackung

Für 1 Portion

### Zutaten:
½ Bio-Zitrone
150 ml lauwarmes Wasser
1 TL Honig

### Zubereitung:
- Die Zitrone auspressen, den Saft in das Wasser geben und den Honig hinzufügen.
- Morgens auf nüchternen Magen eingenommen, schenkt dieser Trunk Energie für den Tag.

### Gut zu wissen

Der Zitronentrunk eignet sich auch gut als Kur für den Cholesterinspiegel.

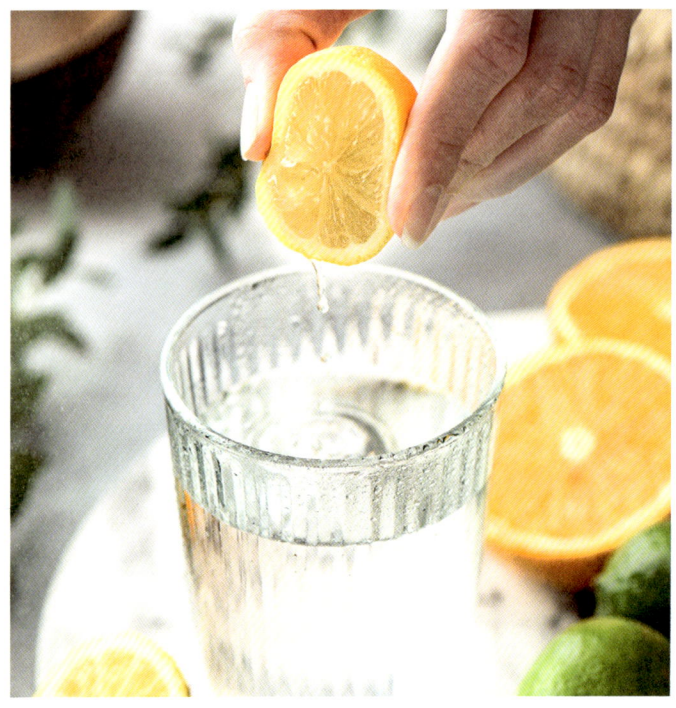

## Zitronenwasser bei Halsschmerzen

Für 1 Anwendung

**Zutaten:**
Bio-Zitronensaft, frisch gepresst
lauwarmes Wasser

**Anwendung:**
- Zitronensaft und Wasser im Verhältnis 1:5 mischen.
- Morgens und abends mit dem Zitronenwasser gurgeln, bis die Beschwerden nachlassen.

## Gemüse – Heilkraft in großer Auswahl

Stehen Sie auch manchmal staunend im Supermarkt vor der riesigen Auswahl an Gemüse in all den unterschiedlichen Farben und Formen? Nachfolgend stelle ich Ihnen einige der gängigsten Sorten und ihre Heilwirkungen vor. Wenn Sie Blumenkohl, Kohlrabi und Co auf Ihren Speiseplan setzen, tun Sie eine Menge für Ihre Gesundheit. Halten Sie aber bitte auch Ausschau nach neuen Sorten, werden Sie experimentierfreudig! Es gibt noch viel zu entdecken. Zum Beispiel den Peruanischen Sauerklee mit seinen kleinen rötlichen Wurzelknollen, die runde Zitronengurke oder die Paprika »Padrón«: kleine mundgerechte Früchte, die man im unreifen Zustand erntet und typischerweise als Tapas serviert.

### DER BLUMENKOHL, KÖNIG DER KOHLSORTEN

Tatsächlich ist der Blumenkohl eine Kohl-Blume. Das englische Wort für das beliebte Gemüse, *cauliflower*, weist darauf hin. Wurden früher einige der inneren Hüllblätter über dem Kopf zusammengebunden, wachsen sie heute durch Züchtung von selbst auf diese Weise.

Der Blumenkohl stammt vermutlich von der wilden Art Brassica oleracea var. silvestris aus dem östlichen Mittelmeerraum und aus Kleinasien ab. Schon in der Antike kannten die Menschen einfache Blumenkohlsorten. Mit den Kreuzfahrern gelangten die Samen nach Italien, wo man den Blumenkohl ab dem 15. Jahrhundert kultivierte. Etwa hundert Jahre später wurde in ganz Europa Blumenkohlanbau betrieben. Aus dieser Zeit datiert eine der ältesten Abbildungen, zu finden in einem Kräuterbuch des deutschen Arztes, Botanikers und Naturforschers Joachim Camerarius dem Jüngeren. Im 18. Jahrhundert hielt der Blumenkohl Einzug am französischen Hof von Ludwig XV. – dank seiner Mätresse, der Gräfin du Barry, die eine Vorliebe für den Kohl hatte. Nach ihr ist die »Crème Dubarry« benannt, eine mit Sahne, Butter, Muskat und Eigelb abgeschmeckte Blumenkohlsuppe.

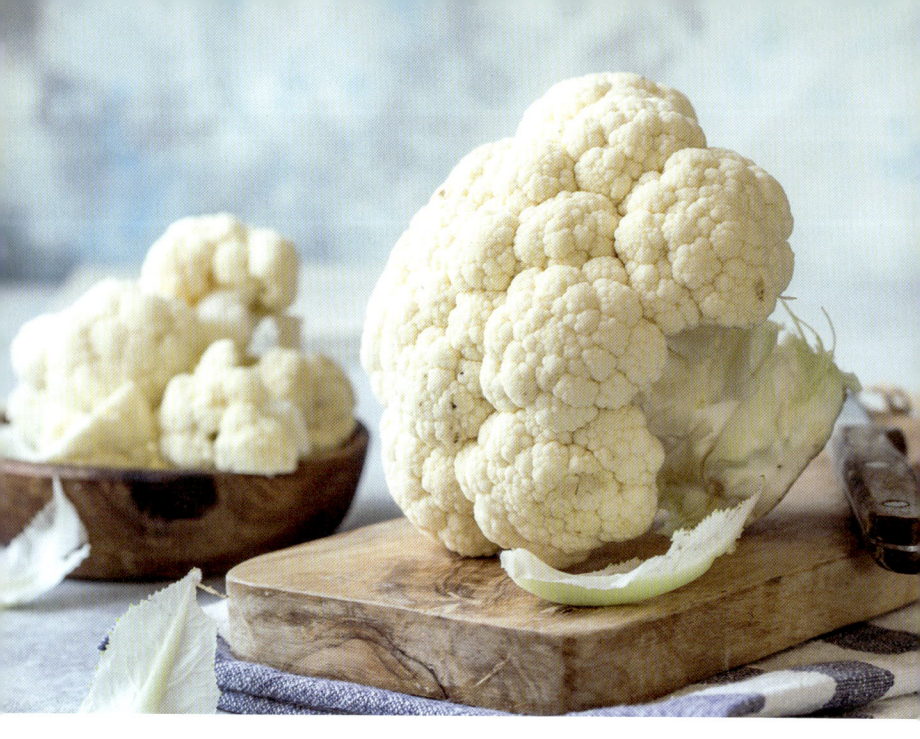

### Das Plus für Ihre Gesundheit

Blumenkohl ist reich an Ballaststoffen und dabei kalorienarm. Er enthält reichlich Vitamin C und Vitamin K, außerdem nennenswerte Mengen an Calcium, Kalium, Eisen, Folsäure, Kupfer und Mangan. Anders als seine Verwandten ist er sehr gut bekömmlich, auch bei Lebensmittelunverträglichkeiten, und eignet sich sogar als Schon- und Krankenkost. Seine Antioxidantien wirken gegen freie Radikale, bekämpfen Entzündungen und reduzieren das Risiko von Herz-Kreislauf-Erkrankungen. Der Inhaltsstoff Cholin stabilisiert unter anderem die Zellwände und unterstützt den Stoffwechsel. Ein weiterer Pluspunkt: Blumenkohl wirkt krebsvorbeugend und kann das Wachstum von Tumoren hemmen.

Spezielle Heilanwendungen mit Blumenkohl gibt es nicht. Essen Sie ihn regelmäßig, am besten gekocht oder gedünstet, um in den Genuss seiner Heilwirkungen zu kommen.

## DIE BOHNE, PFLANZLICHER EIWEISSLIEFERANT NUMMER EINS

Bohnen gehören zu den ältesten Kulturpflanzen der Menschheit. Buschbohnen verarbeitet man zu Konserven oder zu Tiefkühlware. Stangenbohnen (auch Kletter- oder Hochbohnen genannt) wachsen an Stangen, Schnüren oder Draht in die Höhe und werden als Frischware verkauft.

Hülsenfrüchte als Sammelfrüchte sind den Menschen ebenso lange bekannt wie Getreidearten. Als die Ackerkultur aufkam und Getreide kultiviert wurde, machte man auch die Bohnenpflanzen zu Kulturpflanzen. Die südamerikanischen Anden galten lange als Heimat der heutigen Gartenbohne. Tatsächlich stammt sie jedoch aus Mexiko, wo sie sich aus heimischen Wildpflanzen entwickelte. Azteken, Mayas und Inkas kultivierten neben Mais und Amaranth auch Bohnen und trockneten sie für die Vorratshaltung. Mit Christoph Kolumbus kam die Bohne zu Beginn des 16. Jahrhunderts nach Europa. Hier gab es bereits zwei Bohnenarten: die heimische Dicke Bohne (auch Puff- oder Saubohne genannt) und die aus Amerika stammende Fisole. Recht schnell überflügelte die Gartenbohne die Fisole: Sie erwies sich als ertragreicher und benötigte weniger Wärme.

### Das Plus für Ihre Gesundheit

Bohnen sind eine hervorragende Eiweißquelle und liefern außerdem mehr Ballaststoffe als jedes andere Gemüse. Mit dem regelmäßigen Verzehr einer Portion Bohnen decken Sie Ihren Tagesbedarf an Folsäure, halten den Darm gesund und senken den Cholesterinspiegel. Bohnen schützen vor Arteriosklerose und Herz-Kreislauf-Erkrankungen, wirken antioxidativ, entzündungshemmend, machen lang anhaltend satt und halten den Blutzuckerspiegel konstant. Neben Calcium, Eisen, Kalium, Magnesium, Mangan und Phosphor enthalten sie die Vitamine A, C und E sowie $B_1$, $B_2$ und $B_6$.

Spezielle Heilanwendungen mit Bohnen gibt es nicht. Essen Sie regelmäßig kleine Portionen, um in den Genuss ihrer

Heilwirkung zu kommen. Vor dem Kochen gewaschen und eingeweicht, verlieren Bohnen ihre blähende Wirkung.

## BROKKOLI, DER GRÜNE BLUMENKOHL

Der Brokkoli zählt zu den Spitzenreitern unter den gesunden Gemüsearten und er liefert deutlich mehr Calcium, Eisen und Kupfer als viele andere Vertreter. Wie der Blumenkohl ist er ein milder Vertreter der Kohlgewächse und damit Menschen mit empfindlicher Verdauung ebenfalls zu empfehlen. Er schmeckt ähnlich wie grüner Spargel, daher auch die Bezeichnung »Spargelkohl«.

Die Heimat des Brokkoli liegt vermutlich in Kleinasien. In der Römerzeit gelangten Brokkolisamen nach Italien. Erst im 16. Jahrhundert wurde er in Frankreich bekannt und setzte sich schließlich ebenso in England durch. Die Menschen in Deutschland nahmen ihn zunächst nicht an. Es sollte noch bis in die 1970er-Jahre hinein dauern, bis der Brokkoli auch hier auf dem Speiseplan stand. Bis heute hört man den Satz: »Brokkoli – man liebt ihn oder man hasst ihn.« Sein Name ist übrigens abgeleitet von dem italienischen Wort *broccolo* (Kohlsprossen) und dem lateinischen Wort *brachium* (Arm oder Ast).

### Das Plus für Ihre Gesundheit

Der Brokkoli ist nicht nur kalorienarm und ballaststoffreich, er liefert auch Vitamin K und die B-Vitamine, dazu besitzt er einen hohen Gehalt an Vitamin-A-Vorstufen. Darüber hinaus punktet Brokkoli mit bedeutenden Mengen an Kalium und nennenswerten Mengen an Calcium und Magnesium. Das einheimische Superfood kann die Knochensubstanz aufbauen und erhalten, Entzündungen bekämpfen, vor Arteriosklerose und Herz-Kreislauf-Erkrankungen schützen sowie das Krebsrisiko senken. Doch das ist noch nicht alles: Mit dem regelmäßigen Verzehr von Brokkoli verbessern Sie Ihre Stressresistenz, regulieren den Druck in den Gefäßen, verbessern den Blutfluss und beugen Thrombosen vor.

Spezielle Heilanwendungen mit Brokkoli gibt es nicht. Essen Sie ihn regelmäßig, am besten gekocht oder gedünstet, um in den Genuss seiner Heilwirkungen zu kommen.

## Gut zu wissen

Noch gesünder als Brokkoli sind übrigens nur Brokkolisprossen. Eine kleine Handvoll davon täglich genossen ist ein wahrer Jungbrunnen! Auch lindert der Verzehr akute Gelenkschmerzen.

## CHINAKOHL, DAS VITAMIN-K-SCHWERGEWICHT

Chinakohl ist nur entfernt mit den anderen Kohlsorten verwandt. Er hat keinen Strunk, zarte Blätter und ein mildes Kohlaroma. Seine Herkunft zeigt sich an den Namen, unter denen er ebenfalls bekannt ist: Chinesenkohl und Pekingkohl. Weitere Bezeichnungen sind Blätterkohl, Jägersalat, Japankohl, Kochsalat und Selleriekohl.

Der Chinakohl ist vermutlich aus einer Kreuzung von Speiserübe und chinesischem Senfkohl (Pak-Choi) entstanden. Seit dem 5. Jahrhundert kultiviert man ihn in China, seit dem 15. Jahrhundert in Korea und seit dem 19. Jahrhundert in Japan. Erst im 20. Jahrhundert kam er mit chinesischen Auswanderern nach Europa und nach Amerika. In China ist er die beliebteste Kohlsorte, auch bekannt als »weißes Gemüse« oder als »Zahn des weißen Drachens«.

### Das Plus für Ihre Gesundheit

Chinakohl ist sehr kalorienarm bei hoher Nährstoffdichte. Er besteht zu fast 95 Prozent aus Wasser, enthält reichlich Ballaststoffe und kaum Fett, dafür viel Vitamin C und nennenswerte Mengen an Vitamin A, B-Vitaminen und Vitamin E. Mit 60 g Chinakohl decken Sie Ihren gesamten Tagesbedarf an Vitamin K. Auch Calcium, Kalium, Magnesium, Natrium und Phosphor finden sich darin. Seine Senföle wirken entzündungshemmend und immunstärkend. Sie helfen gegen

Schmerzen, fördern die Durchblutung, lösen Muskelverspannungen, befreien Nase und Bronchien von Schleim, regen den Appetit an und wirken harntreibend.

Chinakohl schmeckt deutlich milder als andere Kohlarten, ist leicht verdaulich, auch für empfindliche Menschen, und verursacht keine Blähungen. In einer Studie über Nahrungsmittel, die chronischen Krankheiten vorbeugen können, belegt er nach der Brunnenkresse den zweiten Platz.

Nach der Lehre des Ayurveda wirkt Chinakohl leicht anregend auf den Vata-Typ, also auf Menschen mit leichtem, schmalem Körperbau, Verlangen nach Wärme und hohem Energieverbrauch. In der Traditionellen Chinesischen Medizin heißt es, Chinakohl stärke Leber, Lunge und Magen, wirke harntreibend und verdauungsanregend.

### Heilanwendungen mit Chinakohl

Wenn Sie Chinakohl regelmäßig auf Ihren Speiseplan setzen, tun Sie eine Menge Gutes für Ihre Gesundheit. Als spezielle Heilanwendung bei Husten oder Erkältung eignet sich Chinakohl-Tee bzw. -Saft.

## Chinakohl-Saft bei fieberhafter Erkältung

Für 1 Portion

### Zutaten:
einige Blätter Chinakohl
etwas Honig

### Zubereitung:
- Die Chinakohlblätter zusammendrücken und pressen, bis der Saft austritt.
- Den Saft mit etwas Honig vermischt einnehmen.
- 3-mal täglich anwenden, bis die Beschwerden nachlassen.

## Chinakohl-Tee bei Husten

Für 2–3 Portionen

**Zutaten:**
120 g Chinakohl mit Wurzel
10 g frischer Ingwer
10 g Frühlingszwiebeln
Wasser

**Zubereitung:**
- Den Chinakohl samt Wurzel putzen und in Scheiben schneiden.
- Den Ingwer schälen und klein schneiden.
- Die Frühlingszwiebeln putzen und in feine Ringe schneiden.
- Alles in reichlich Wasser geben, 10 Minuten kochen lassen, dann abseihen.
- 2–3 Tassen täglich trinken, bis die Beschwerden abklingen.

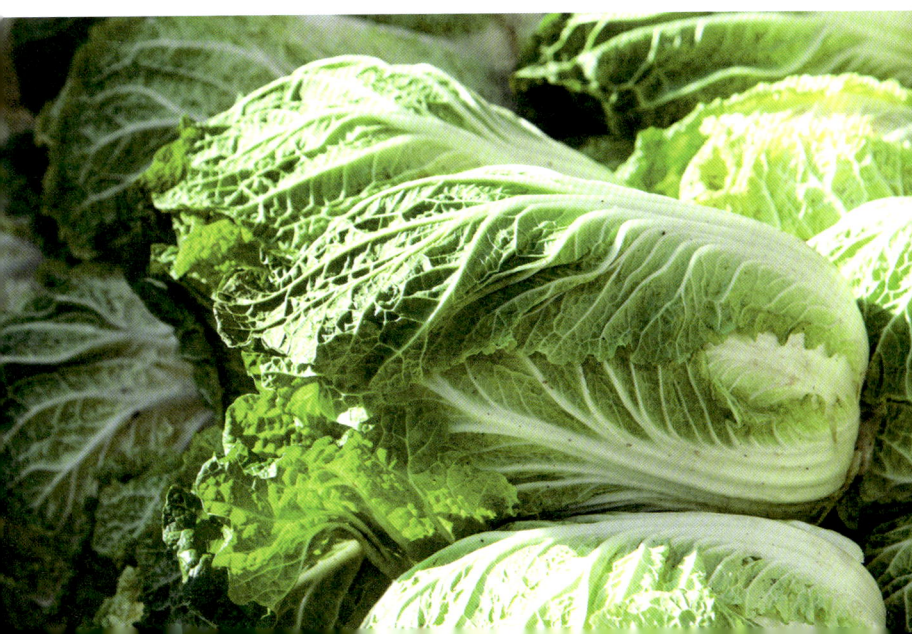

## GRÜNKOHL, DER VITAMINBOOSTER

In den USA und in Australien längst zum Superfood aufgestiegen, wird das vitaminreichste aller Gemüse in unseren Breiten immer noch unterschätzt. Das ist sehr schade – auch weil die Blätter mehr Eisen enthalten als rotes Fleisch, was dem Grünkohl die scherzhafte Bezeichnung »Rindfleisch für Vegetarier« einbrachte.

Der Grünkohl stammt vom Wild- oder Urkohl (Brassica oleracea) ab, der entlang der Küsten des Mittelmeers und Kleinasiens zu Hause ist. Die meisten seiner Nachkommen haben sich über die ganze Welt verbreitet. Der Grünkohl dagegen ging eigene Wege. Es gibt nur ein halbes Dutzend Gebiete, in denen er angebaut wird und als Spezialität gilt: Norddeutschland, Großbritannien, Skandinavien, die Niederlande, Nordamerika und Westafrika.

Aus dem Jahr 400 v. Chr. sind Überlieferungen von einer Kohlart mit krausen Blättern bekannt. Im alten Rom nannte man sie »Sabellinischer Kohl«, vermutlich eine Anspielung auf den altitalienischen Volksstamm der Sabeller (Samniten), die in einer Bergregion oberhalb des Golfs von Neapel lebten. In Deutschland ist Grünkohl seit dem 16. Jahrhundert bekannt. Das *Kraeuterbuch von 1543* des deutschen Botanikers Leonhart Fuchs zum Beispiel enthält eine Abbildung und eine Beschreibung der Grünkohlpflanze.

### Das Plus für Ihre Gesundheit

Grünkohl gehört zu den am stärksten basisch wirkenden Nahrungsmitteln. Gleich nach der Möhre gilt er als zweitbester Lieferant für das Provitamin A, das unter anderem für Wachstum, Neubildung und Entwicklung von Zellen sowie für das Hell-Dunkel-Sehen benötigt wird. Was die Calcium-Versorgung betrifft, ist Grünkohl ein Hit, nicht nur für Veganer. 100 g enthalten so viel Calcium wie ca. 200 ml Milch – und mehr als doppelt so viel Vitamin C wie 100 g Zitrone. Auch in Sachen Proteine kann er es locker mit tierischen Produkten aufnehmen. Weiterhin punktet er mit einem hohen Gehalt an

Ballaststoffen, Omega-3-Fettsäuren, Vitamin K und C, Eisen, Betacarotin sowie den Carotinoiden Lutein und Zeaxanthin. Von diesen Stoffen vermutet man, dass sie Augenkrankheiten vorbeugen können. Antioxidantien bieten hochwirksamen Schutz vor vorzeitiger Alterung. Die Flavonoide, allen voran Kaempferol und Quercetin, wirken antientzündlich, antimikrobiell und schützen das Herz. Grünkohl schützt die Gefäße, entgiftet und senkt das Krebsrisiko. Auch der Cholesterinspiegel wird durch den regelmäßigen Verzehr positiv beeinflusst. Bleibt nur noch die Frage: Wann setzen Sie den kalorien- und fettarmen Kohl auf Ihren Speiseplan?

Spezielle Heilanwendungen mit Grünkohl gibt es nicht. Essen Sie ihn einfach regelmäßig, am besten nach dem ersten spät auftretenden Frost. Mit langer Reifezeit und Minustemperaturen entfaltet die stärkste Heilwirkung.

## DIE GURKE, DER ERFRISCHENDE SCHLANKMACHER

Aus botanischer Sicht ist die Gurke eine Beere, weil sie mehrere Samen enthält, die von Fruchtfleisch umgeben sind. Gurken gehören zur Familie der Kürbisgewächse. Man unterscheidet zwei Gruppen: die Salat- oder Schlangengurke und die Einlege- oder Gewürzgurke, zu der Cornichons und Delikatessgurken gehören. In unseren Breiten belegt die Gurke heute den dritten Platz der meistgekauften Gemüsearten, nach Tomaten und Möhren.

### Hätten Sie's gewusst?

Nur etwa ein Drittel der in Deutschland verbrauchten Gurken werden im Inland produziert. Der Rest muss importiert werden.

Die Urform der Gurke stammt vermutlich von den Südhängen des Himalaya. Funde von Gurkensamen datierten Archäologen auf etwa 7700 v. Chr. Kultiviert wurde die Gurke vermutlich ab 2000 v. Chr. im Norden von Indien. Über Kaiser Tiberius (42 v. Chr.–37 n. Chr.) heißt es, er sei süchtig nach Gurken gewesen. Seine Gärtner pflanzten die Gurken in Beete, die auf Rädern standen. So konnte man sie bei Bedarf in die Sonne oder in den Schatten schieben. Im Irak war die Gurke ab 600 v. Chr. bekannt, in der Mittelmeerregion erst 400 Jahre später. Seit etwa 1500 n. Chr. kennt man sie in Deutschland.

In China und Japan gezüchtete Gurken waren besonders lang und schlank. Die slawischen Völker verwendeten die Gurke vor allem in gesäuerter oder gesalzener Form. Die Gurke wächst sogar im kalten Norden von Europa. Von allen Kürbisgewächsen verträgt sie am meisten Kälte.

### Das Plus für Ihre Gesundheit

Gurken gehören zu den Nahrungsmitteln mit den wenigsten Kalorien. Sie bestehen zu etwa 95 Prozent aus Wasser, sind kohlenhydrat- und fettarm sowie reich an Vitamin C, Kalium und Antioxidantien. Die Nährstoffe befinden sich überwiegend in der Schale. Kaufen Sie daher möglichst Gurken aus biologischem Anbau, damit Sie die Schale mitessen können.

Gurken aktivieren die Verdauungssäfte, regen den Stoffwechsel an, senken den Blutzuckerspiegel, verringern das Risiko von Herzerkrankungen sowie das Krebsrisiko und hemmen Entzündungen. Auch dem Gehirn tun sie gut: Sie verbessern Gedächtnis und Konzentration und schützen die Nervenzellen vor dem Altern. Ein weiterer Pluspunkt: Der regelmäßige Verzehr von Gurken beugt einem zu hohen Cholesterinspiegel vor.

In der Antike schrieb man allen Pflanzenteilen eine heilende Wirkung zu, also Früchten, Samen und Blättern. Sie sollten unter anderem gegen Würmer, Blasenkrankheiten, Verdauungsbeschwerden und Erkrankungen von Knochen und Gelenken wie Gicht und Rheuma helfen. Die traditionelle Volksheilkunde kennt Gurkensaft als Mittel gegen hohes Fieber. Im Ayurveda schätzt man die kühlenden und feuchtigkeitsspendenden Eigenschaften der Gurke. In der TCM heißt es, sie kläre das Blut, reinige die Haut, befeuchte die Lunge und wirke positiv auf Herz, Milz, Magen und Dickdarm.

Spezielle Heilanwendungen mit der Gurke sind nicht bekannt. Im Kapitel »Schönheit und Pflege aus Küche und Vorrat« finden Sie aber Anwendungen für Haut und Haare.

## DIE KARTOFFEL, EINE TOLLE KNOLLE

> »Morgens rund,
> mittags gestampft,
> abends in Scheiben,
> dabei will ich bleiben,
> es ist gesund.«
>
> Johann Wolfgang von Goethe (1749–1832),
> deutscher Dichter

Anders als der Name vermuten lässt, ist die Kartoffel nicht mit der Süßkartoffel verwandt, sondern mit der Tomate und der Paprika, die beide ebenfalls zu den Nachtschattengewächsen gehören. Was wir als Kartoffel bezeichnen, ist die essbare Sprossknolle, der einzig essbare Teil der Pflanze.

Die Heimat der Kartoffel liegt in den südamerikanischen Anden. Archäologische Funde belegen, dass sie schon vor mehr als 8000 Jahren gegessen wurde, zum Beispiel am Titicacasee, in den Anden und auf der chilenischen Insel Chiloé. Für die Inkas war sie Hauptnahrungsmittel, denn in den Höhenlagen der Anden gab es sehr schwierige Anbaubedingungen: magere Böden, sehr wenig Regen und lang anhaltenden Frost. Nur die anspruchslose Kartoffel gedieh in dieser Umgebung.

Die Spanier lernten die Frucht von den Inkas kennen – unter dem Namen *patata* – und brachten sie etwa Mitte des 16. Jahrhunderts mit nach Europa. Die Seefahrer schätzten die Kartoffel wegen ihrer guten Lagerfähigkeit und weil sie den gefürchteten Skorbut verhindern konnte. In Europa dagegen stieß sie lange auf Ablehnung, denn ihre oberirdischen Früchte verursachten heftige Symptome wie Luftnot und Bauchkrämpfe. Lediglich als Zierpflanze war sie beliebt aufgrund ihrer auffälligen Blüte in den Farben Weiß, Lila und Rosa. Die allgemeine Ablehnung der Kartoffel sollte noch bis ins 18. Jahrhundert anhalten. Im Jahr 1756 schließlich erließ Friedrich der Große den sogenannten Kartoffelbefehl, um den Anbau durchzusetzen. Aber erst fast zwei Jahrzehnte später, ausgelöst durch eine große Hungersnot (1770–1772), wurde die Kartoffel ein wichtiger Bestandteil der täglichen Ernährung.

**Das Plus für Ihre Gesundheit**

Das Gerücht, Kartoffeln machten dick, hält sich leider hartnäckig. Aber keine Sorge! Tatsächlich bestehen sie zu circa 98 Prozent aus Wasser, sind fettarm und haben mit 71 kcal pro 100 g weniger Kohlenhydrate als gegarter Reis oder gekochte Pasta. Ihr hoher Stärkegehalt führt zu langfristiger Sättigung, der Blutzuckerspiegel bleibt konstant. Kartoffeln enthalten wenig, aber hochwertiges Eiweiß, reichlich Vitamin $B_1$, $B_6$ und C (mehr als ein Apfel) sowie etwas Eisen, Kalium (mehr als Bananen), Kupfer, Magnesium und Schwefel. Man vermutet, dass die Inhaltsstoffe vor Herz-Kreislauf-Erkrankungen und vor Krebs schützen. Darüber hinaus lindern sie Magen-Darm-Beschwerden, reduzieren das Risiko schwerer chronischer Erkrankungen, bekämpfen Viren, Bakterien und Pilze, senken den Cholesterinspiegel, wirkt antioxidativ, zellschützend und verlangsamen den Alterungsprozess. Blaue und violette Kartoffeln enthalten übrigens besonders viele Antioxidantien und wirken unter anderem gegen hohen Blutdruck.

Im Ayurveda werden Kartoffeln für Vata-Typen empfohlen, also für Menschen, die zu Nervosität, Ängstlichkeit und Schlafstörungen neigen. Laut TCM kräftigen Kartoffeln Milz und Magen, stärken die Lebensenergie (Qi), leiten Hitze aus und reduzieren Feuchtigkeit im Körper.

**Heilanwendungen mit der Kartoffel**

Als echter Geheimtipp erweist sich die Kartoffel bei Erkältungskrankheiten. Hier wirken ihre Inhaltsstoffe beruhigend, entzündungshemmend und schleimlösend.

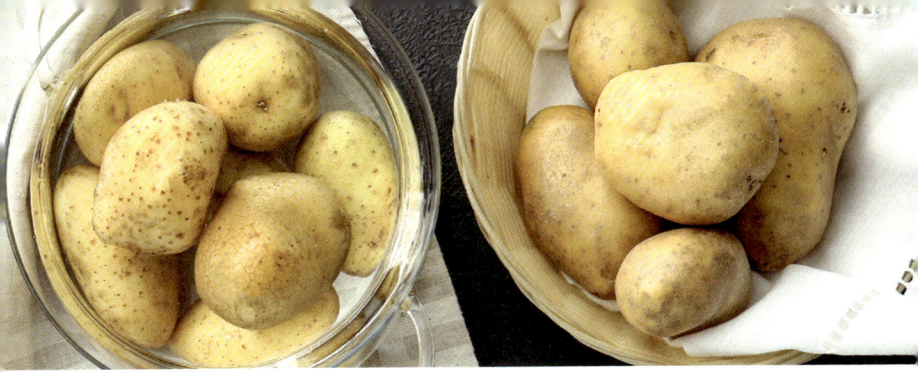

## Kartoffeldampfinhalation

Für 1 Anwendung

**Zutaten:**
4–5 Bio-Kartoffeln

**Anwendung:**
- Die Kartoffeln mit Schale weich kochen.
- Das Kochwasser in ein tiefes Gefäß geben, das Gesicht über den Topf halten und den Kopf mit einem Handtuch abdecken. 15 Minuten lang den Dampf inhalieren.

## Kartoffelsaft zur Regulierung des Blutdrucks

Für 1 Portion

**Zutaten:**
2–3 Bio-Kartoffeln

**Zubereitung:**
- Die Kartoffeln schälen und in ein Geschirrtuch reiben.
- Den austretenden Saft durch das Tuch in ein Glas pressen. Sofort trinken, weil der Saft sonst bitter schmeckt.
- Den Kartoffelsaft kurmäßig über 3 Wochen morgens und abends vor den Mahlzeiten einnehmen.

## Kartoffelumschlag bei Koliken

Für 1 Anwendung

**Zutaten:**
3–4 Bio-Kartoffeln

**Anwendung:**
- Die Kartoffeln schälen, kochen und zerstampfen.
- Möglichst warm als Breiumschlag auf den Bauch legen und mit einem Baumwolltuch abdecken.
- Den Umschlag 20–30 Minuten einwirken lassen. Während der Anwendung Bettruhe halten.

## Pellkartoffelwickel bei Heiserkeit und Husten

Für 1 Anwendung

**Zutaten:**
1 Bio-Kartoffel

**Anwendung:**
- Die Kartoffel mit Schale weich kochen.
- Küchenpapier doppelt legen und die Kartoffel mittig daraufgeben. Die Ränder umschlagen und das Päckchen mit Klebeband verschließen, flach drücken. In ein Baumwolltuch einschlagen und auf die Brust legen.
- Bei der Anwendung am Hals den Wickel auf den Kehlkopf legen und einen Schal darumbinden.
- Den Wickel so lange anwenden, wie er als warm und angenehm empfunden wird. Während der Anwendung Bettruhe halten.

## KOHLRABI, DIE MILDE RÜBE

Der Name »Kohlrabi« bedeutet »Kohlrübe«. Das mild schmeckende Gemüse gehört zu den beliebtesten Kohlsorten, nicht nur in der Kinderernährung. Über die Heimat des Kohlrabi herrscht Uneinigkeit: Genannt werden unter anderem der Norden von Europa, die Küsten von England und Irland sowie Westasien. Jedenfalls ist sein Vorkommen in Deutschland seit dem Jahr 1558 schriftlich belegt. Das Gemüse gilt heute als typisch deutsch und ist auch in England, Japan und Russland unter der Bezeichnung »Kohlrabi« bekannt.

### Das Plus für Ihre Gesundheit

Die Blätter enthalten mehr gesunde Inhaltsstoffe als die Knolle und doppelt so viel Vitamin A und C. Die Senfölglykoside wirken antibakteriell und gegen Entzündungen der Harnwege, außerdem fördern sie die Durchblutung und regen die Magensaftproduktion an.

Spezielle Heilanwendungen mit Kohlrabi gibt es nicht. Setzen Sie die milde Knolle einfach öfter auf Ihren Speiseplan – gekocht, gedünstet, roh im Salat oder in Form von Sprossen.

## LAUCH, DER HERZHAFTE

Der Lauch ist vielerorts auch als Porree bekannt. Dieser Name leitet sich von der lateinischen Bezeichnung Allium porrum ab. In der Antike waren die herzhaften grün-weißen Stangen als Nahrungsmittel bekannt. In Wales gilt der Lauch als Nationalgemüse und ziert das Landeswappen. Schon Shakespeare nannte in seinem Schauspiel *Heinrich V.* aus dem Jahr 1600 das Tragen einer Stange Lauch ein Zeichen walisischer Herkunft. Seit dem Mittelalter ist der Lauch in Deutschland bekannt. Heute baut man ihn vor allem im Westen und Süden an.

### Das Plus für Ihre Gesundheit

Der Lauch punktet mit viel Vitamin C, Ballaststoffen, Eiweiß und Folsäure. Er eignet sich hervorragend zur Entschlackung und Entgiftung. Er wirkt unter anderem antibiotisch, antioxidativ, antiseptisch, blutdruck- und cholesterinsenkend, erweichend, harntreibend, immunstärkend und schleimlösend. Außerdem unterstützt er das Herz-Kreislauf-System.

Spezielle Heilanwendungen mit Lauch sind nicht bekannt. Genießen Sie ihn gekocht, gedünstet oder überbacken, um in den Genuss seiner Heilkräfte zu kommen.

### DIE MÖHRE, DER ALLROUNDER

Nicht nur in der Kinderernährung ist die Möhre ein Star, auch Erwachsene schätzen den milden, süßen Geschmack und die zahlreichen Zubereitungsmöglichkeiten. Darüber hinaus bietet sie eine Menge an Heilwirkungen.

Die Möhre stammt von der violett-weißen Wildrübe ab. Ihre Heimat liegt im Irak. Im 12. Jahrhundert gelangte sie von dort in die Mittelmeerregion, zunächst nach Italien und Spanien. Die erste schriftliche Erwähnung der Möhre stammt aus dem Jahr 1721. Niederländer waren die ersten Züchter, sie kreuzten Wildrübensorten. Es heißt, die orangefarbene Möhre wurde zu Ehren des niederländischen Königs gezüchtet. Ob das stimmt? Jedenfalls ist sie heute die beliebteste Sorte. In Europa gibt es inzwischen mehr als 300 Möhrensorten.

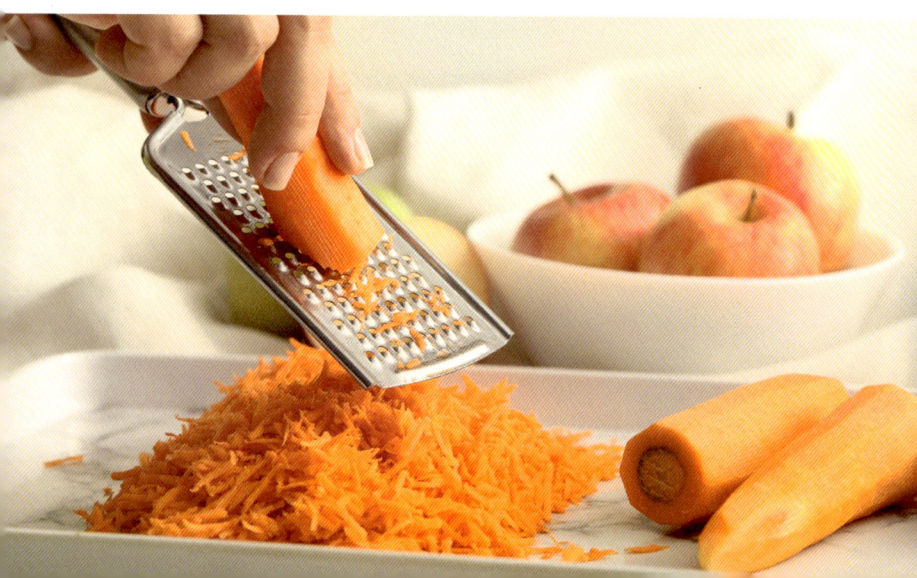

### Das Plus für Ihre Gesundheit

Mit einem bemerkenswerten Cocktail an gesunden Inhaltsstoffen ist die Möhre der Allrounder unter den Gemüsesorten. Sie enthält Provitamin A, Folsäure, Eisen, Kalium, Kupfer, Magnesium, Mangan, Pektin und Schwefel. Möhren senken den Cholesterinspiegel, verhindern Fettablagerungen in den Arterien, lindern Akne und Ekzeme, fördern die Verdauung, stärken die Leber und können roh verzehrt sogar das Risiko, an einer Lebensmittelvergiftung zu erkranken, senken. Ihre Inhaltsstoffe stärken die Sehfähigkeit, vor allem das Nachtsehen, kurbeln das Immunsystem an und sorgen für ein gesundes Zellwachstum.

### Heilanwendungen mit Möhren

Möhren wirken gerieben gegen Durchfall, da sie Wasser binden. Geraspelte Möhren lindern dank ihrer Inhaltsstoffe auch Hautreizungen.

## Geraspelte Möhre bei Hautreizungen

Für 1 Anwendung

### Zutaten:
½ Bio-Möhre

### Anwendung:
- Die Möhre fein raspeln.
- Auf die betroffenen Hautstellen geben und mit einem Baumwolltuch abdecken.
- Dauer der Anwendung: 15 Minuten.

## SELLERIE, DAS UNTERSCHÄTZTE GEMÜSE

Der Sellerie fristet leider ein Schattendasein in der Küche. Setzen Sie ihn doch öfter mal auf den Speiseplan und lassen Sie sich überraschen von seinen zahlreichen Heilwirkungen. Und natürlich von seinem aromatischen Geschmack. Nicht umsonst bedeutet sein botanischer Name übersetzt »stark duftend«.

Archäologische Funde belegen, dass der Sellerie im alten Ägypten und in den Antike als Garten- und Heilpflanze verwendet wurde. Auch die Wikinger kannten die Urform des Selleries. Der Wilde Sellerie war sehr weit verbreitet: von der Nordseeküste bis nach Nordafrika, Westasien und Ostindien. Seit dem 17. Jahrhundert wird die Pflanze kultiviert – als Stangen-, Stauden- oder Bleichsellerie und als Knollensellerie. Die erste Art ist vor allem in der Mittelmeerregion beliebt, die zweite im nördlichen Alpenraum.

Der Echte Sellerie hat eine sehr lange Tradition als Heilpflanze gegen Rheuma und Bluthochdruck. Etliche Heiler und Heilkundige schätzten ihn sehr, so die griechischen Ärzte Hippokrates (460–370 v. Chr.) und Dioskurides (1. Jahrhundert n. Chr.) wegen seiner harnanregenden Eigenschaften. Die deutsche Heilkundige Hildegard von Bingen (1098–1179) lobte seine Heilkraft bei Magenbeschwerden, der Schweizer Arzt Paracelsus (1493–1541) seine blähungswidrige Wirkung.

### Das Plus für Ihre Gesundheit

Der Knollensellerie ist reich an Mineralstoffen und Spurenelementen, vor allem Kalium. Er wirkt beruhigend, entspannend, entwässernd, schleimlösend, stimmungsaufhellend und verdauungsfördernd. Bluthochdruck und Ödemen kann er vorbeugen, die Entgiftung unterstützen. Ein weiterer Vorteil: Mit dem regelmäßigen Verzehr von Knollensellerie beugen Sie neurologischen Alterserkrankungen vor. Stangensellerie hingegen wirkt vor allem entzündungshemmend und entschlackend und ist daher ein wirksames Mittel gegen Rheuma und Gicht.

Im Ayurveda setzt man Selleriezubereitungen bei Verdauungsstörungen und bei neurologischen Alterserkrankungen ein. Die TCM kennt Selleriesaft als Heilmittel gegen hohen Blutdruck. Der Stangensellerie schützt den Magen, stärkt das Herz-Kreislauf-System und ist unschlagbar als Quelle für Antioxidantien.

## Aufgepasst!

**Nierenkranke sollten wegen des hohen Kaliumgehalts die Verwendung von Sellerie mit ihrem Arzt besprechen. Auch Beifuß- und Birkenpollen-Allergiker müssen vorsichtig sein: Der Staudensellerie gilt als Allergen.**

### Heilanwendungen mit Sellerie

Die in Sellerie enthaltenen Bitterstoffe und ätherischen Öle wirken beruhigend auf den Magen. Vor allem ein Tee ist bei Magenbeschwerden angezeigt.

## Sellerietee bei Magenbeschwerden

Für 3–4 Portionen

### Zutaten:
½ Stangensellerie
½ l Wasser

### Zubereitung:
- Den Sellerie waschen und klein hacken.
- Die Stücke in dem Wasser aufkochen und 5 Minuten lang zugedeckt ziehen lassen.
- Abseihen und jeweils 1 Tasse nach den Mahlzeiten trinken, lauwarm und ungesüßt.

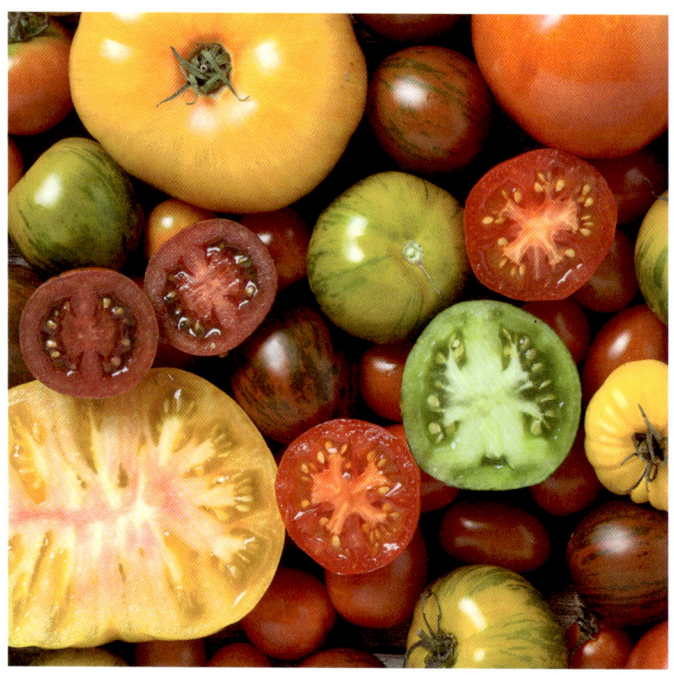

### DIE TOMATE, DER STAR DES SOMMERS

Die Heimat der Tomate liegt in Süd- und Mittelamerika. Ihre Wildformen kommen im Norden von Chile und in Venezuela vor. Funde von Samen an archäologischen Ausgrabungsstätten belegen, dass bereits die Maya Tomaten verwendet haben, einige Jahrhunderte später auch die Azteken.

#### Extrawissen

Der Name »Tomate« stammt aus der Sprache der Azteken. Deren Wort **xitomatl** bedeutet so viel wie »anschwellen«. Die Azteken nannten die Tomate auch »Nabel des dicken Wassers«.

In Europa wurde die Pflanze durch Christoph Kolumbus bekannt. Die Bevölkerung hielt sie zunächst für giftig und reagierte ablehnend – wie bei allen fremd aussehenden Früchten und Gemüsen. Als Zierpflanze war sie jedoch beliebt, dank ihrer Form und der intensiven Farbe. In einigen Ländern galt sie sogar als ein Aphrodisiakum und man sagte ihr nach, sie verwirre die Sinne. Daran erinnern heute noch die Namen »Paradeiser« in Österreich und »pomme d'amour« (Liebesapfel) in Frankreich. Der italienische Arzt und Botaniker Mattioli (1501–1578) beschrieb die Tomate erstmals in seiner Übersetzung der *Materia Medica* im Jahr 1544. Erst im 18. Jahrhundert fand sie ihren Platz in der Ernährung. Um 1900 stand sie dann in ganz Europa auf dem Speiseplan. Heute wird sie fast überall auf der Welt angebaut und gehört zu den beliebtesten Gemüsepflanzen überhaupt. Allein in Deutschland liegt der Pro-Kopf-Verbrauch bei 22 Kilogramm pro Jahr.

### Das Plus für Ihre Gesundheit

Tomaten bestehen zu über 95 Prozent aus Wasser. Sie enthalten die Vitamine A, $B_1$, C und E sowie die Mineralstoffe Calcium, Kalium und Magnesium, außerdem Ballaststoffe und sekundäre Pflanzenstoffe. Ihre Carotinoide wirken antioxidativ, das heißt sie schützen den Organismus vor giftigen Stoffen aus der Umwelt. Der regelmäßige Verzehr von Tomaten kann den altersbedingten Rückgang der Skelettmuskulatur verlangsamen und das Schlaganfallrisiko senken. Auch schützt er vor Herzerkrankungen und Arteriosklerose. Vor allem das Carotinoid Lycopin, das für die Rotfärbung der Tomate verantwortlich ist, birgt zahlreiche positive Wirkungen für die Gesundheit, die noch nicht alle erforscht sind. Wenn Sie gern und oft Tomaten essen, werden Sie auch feststellen, dass sich Ihr Hautbild verbessert.

Spezielle Heilanwendungen mit der Tomate gibt es nicht. Sie tun aber viel für Ihre Gesundheit, wenn Sie sie auf Ihren Speiseplan setzen. Vorschläge zur Schönheitspflege finden Sie im Kapitel »Schönheit und Pflege aus Küche und Vorrat«.

## WEISSKOHL, DER KRAFTPROTZ

Der weißgrüne Kopf erreicht stolze 3–4 kg und ist auch kein Leichtgewicht, was die gesundheitlichen Vorteile angeht. Kein Wunder also, dass er sich hervorragend für die leichte, gesunde Küche eignet, vor allem als Wintergemüse. Er ist die meistangebaute Kohlsorte in Europa und lässt sich sehr vielseitig zubereiten.

Der Weißkohl stammt vom Ur- oder Wildkohl ab. In seiner ursprünglichen Form findet man diesen noch an den Küsten von England, Irland und Frankreich. Kimchi, eine pikante Art von Sauerkraut, war in Südkorea schon im 7. Jahrhundert bekannt. Auch als Vitaminquelle in Form von Sauerkraut hat sich der Weißkohl früh einen Namen gemacht: Er schützte Seefahrer vor dem gefürchteten Skorbut.

### Das Plus für Ihre Gesundheit

Weißkohl gehört zu den besten Lieferanten von Vitamin C und Vitamin K. Schon 100 g decken den Vitamin-C-Tagesbedarf, 50 g den Tagesbedarf an Vitamin K. Außerdem enthält er die Vitamine A, B und E, zusätzlich Magnesium, Zink und Bitterstoffe. Der Kohlkopf besteht zu über 90 Prozent aus Wasser und ist kalorien- und fettarm. Er senkt den Cholesterinspiegel, lindert Magen-Darm-Beschwerden, hilft gegen Magen- und Zwölffingerdarmgeschwüre, wirkt antibiotisch, blutreinigend, immunstärkend, stark entzündungshemmend und ist ausgesprochen reich an Antioxidantien. Diese schützen den Körper unter anderem vor freien Radikalen, Schadstoffen aus der Umwelt und bösartigen Zellveränderungen. Damit nicht genug: Der regelmäßige Verzehr von Weißkohl hilft dem Körper zu entgiften, reguliert den Hormonhaushalt und lindert Wechseljahresbeschwerden und Prostataleiden. Äußerlich angewendet, hemmt Weißkohl Entzündungen, fördert die Wundheilung und beschleunigt die Narbenbildung.

In der Volksmedizin sind Weißkohlblätter als hautberuhigend und entzündungshemmend bekannt, außerdem als Mittel gegen Diabetes und Wurmbefall.

**Heilanwendungen mit Weißkohl**

Weißkohl hält sich sehr lange: im Kühlschrank etwa 3 Wochen, kühl und trocken gelagert sogar einige Monate. Mit einen Kopf Weißkohl im Vorrat ist auch Ihre Küchenapotheke gut aufgestellt.

## Weißkohlblätter bei Blutergüssen

Für 1 Anwendung

**Zutaten:**

1 großes, frisches Weißkohlblatt

**Anwendung:**

- Das Weißkohlblatt für 15 Minuten auf die betroffene Stelle legen.
- Mehrmals täglich wiederholen, bis sich der Bluterguss zurückbildet.

## Weißkohlumschlag bei Abszessen

Für 1 Anwendung

**Zutaten:**

1–2 Weißkohlblätter

**Anwendung:**

- Die Weißkohlblätter leicht zerdrücken, den Brei auf die betroffene Stelle geben und ein Baumwolltuch darüberlegen.
- Wenn das Wärmegefühl nachlässt, die Auflage erneuern.
- So lange wiederholen, bis die Entzündung um den Abszess herum abgeklungen ist.

## DIE ZWIEBEL, DER ALLESKÖNNER

Die Zwiebel gehört so selbstverständlich in die Küche, dass man sie schon gar nicht mehr wahrnimmt. Das liegt sicherlich auch an ihrem wenig ansehnlichen Äußeren. Doch dahinter verbirgt sich eine beachtliche Menge an Heilkräften.

Küchenzwiebeln zählen zu den ältesten Kulturpflanzen der Welt. Sie waren Opfergeschenke für die Götter, Zahlungsmittel und Grabbeigaben. Bereits um 4000 v. Chr. hat man sie in Südmesopotamien angebaut, um 3000 v. Chr. in China. Ägyptische Wandmalereien zeigen sie als Heil- und Nutzpflanze. Wegen ihrer runden Form und ihrer Ringe – Symbole für das ewige Leben –wurde die Zwiebel in Ägypten verehrt. Die Menschen der Antike schätzten sie ebenfalls als Heilpflanze. Im Mittelalter gehörte sie zur Grundnahrung der armen Leute, denn sie war gut lagerfähig, scharf und vielseitig verwendbar. Der Schweizer Arzt Paracelsus war sogar der Meinung, sie stelle eine ganze Apotheke dar!

### Aufgepasst!

Zwiebeln wirken stark anregend. Nervöse und schnell erregbare Menschen sollten sie daher nicht essen.

### Das Plus für Ihre Gesundheit

Zwiebeln enthalten Vitamin C sowie die Vitamine $B_6$ und $B_7$, außerdem Kalium und Schwefel. Die Schwefelverbindungen sind übrigens verantwortlich für die Tränen beim Schneiden, entschädigen aber mit vielen gesundheitlichen Vorteilen: Sie verbessern die Sauerstoffversorgung und den Blutfluss, hemmen die Blutgerinnung, beugen Thrombosen vor, halten die Blutgefäße gesund und können Herz-Kreislauf-Erkrankungen verhindern. Eine zwiebelreiche Ernährung reduziert nachweislich das Risiko eines Herzinfarkts. Die Inhaltsstoffe der Zwiebel wirken ähnlich stark wie Aspirin. Darüber hinaus antibakteriell, blutdrucksenkend, desinfizierend, entzündungshemmend, und immunstärkend. Der regelmäßige Verzehr von Zwiebeln sorgt für einen gesunden Cholesterinspiegel, stärkt die Knochendichte und kann einen zu hohen Blutzuckerspiegel senken.

Die Volksheilkunde kennt ihre heilende Wirkung bei Hals- und Ohrenschmerzen, Insektenstichen, entzündeten Wunden, rheumatischen Schmerzen sowie der Narbenbildung. Die TCM schreibt Zwiebeln eine magenschützende Wirkung zu. Es heißt, sie wirken befeuchtend, nährend und entgiftend.

## Hätten Sie's gewusst?

**In Libyen, Albanien, Russland und anderen Ländern, in denen viele Zwiebeln gegessen werden, sterben weniger Menschen an Magen- und Dickdarmkrebs.**

### Heilanwendungen mit der Zwiebel

Die Zwiebel gehört zu den wichtigsten Zutaten Ihrer Küchenapotheke, vor allem in der Erkältungszeit. Sie findet sowohl innerlich als auch äußerlich Anwendung.

## Zwiebelbrei gegen Abszesse

Für 1 Anwendung

### Zutaten:

1 Bio-Zwiebel
etwas Wasser

### Anwendung:

- Die Zwiebel schälen, klein hacken und circa 20 Minuten in wenig Wasser kochen.
- Den Brei auf ein Tuch geben und auf die betroffene Stelle legen. Alle 3 Stunden wechseln, bis Besserung eintritt.

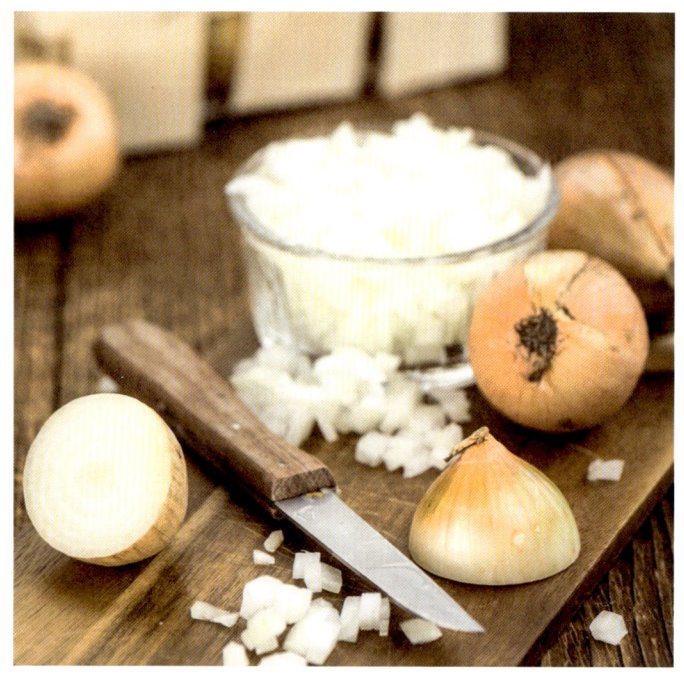

## Zwiebelsirup bei Erkältung

Für 3-4 Portionen

**Zutaten:**
1 Bio-Zwiebel
1–2 TL brauner Zucker

**Zubereitung:**
- Die Zwiebel schälen und klein hacken.
- Mit dem Zucker mischen und einige Stunden ziehen lassen.
- Mehrmals täglich 1 TL einnehmen.

## Zwiebelsäckchen bei Ohrenschmerzen

Für 1 Anwendung

**Zutaten:**
1 Bio-Zwiebel
1 dünnes Baumwolltuch

**Anwendung:**
- Die Zwiebel schälen, fein würfeln und die Zwiebelwürfel in einer Pfanne ohne Fett oder im Backofen erwärmen.
- Die warmen Zwiebelwürfel leicht zerdrücken und in das Tuch einschlagen. Die Ränder am besten mit Klebeband fixieren.
- Das Zwiebelsäckchen für 15 Minuten auf das betreffende Ohr geben. Achtung: Das Zwiebelsäckchen darf nicht zu heiß sein!

## Zwiebelsirup gegen Husten

Für 4–6 Portionen

**Zutaten:**
250 g Zwiebeln, geschält und gehackt
100 g Vollrohrzucker
50 g Honig
250 ml Wasser

**Zubereitung:**
- Alle Zutaten in dem Wasser aufkochen, dabei ständig rühren. Es soll ein dickflüssiger Brei entstehen.
- 3- bis 4-mal täglich 1 EL davon einnehmen, bis sich der Husten bessert.

# Pflanzenöle – die natürlichen Fitmacher

Mit der im Handel erhältlichen großen Auswahl an Ölsorten geben Sie nicht nur Gerichten geschmacklich den letzten Schliff, sondern stärken zugleich Ihr Wohlbefinden. Denn anders als tierische Fette enthalten Pflanzenöle kein Cholesterin und liefern stattdessen eine Menge gesunder Nährstoffe, allen voran für unseren Körper wichtige und hochwertige Fettsäuren.

## Wissenswertes zur Verwendung

Kalt gepresste Öle eignen sich nicht für hohe Temperaturen, Sie sollten sie also nicht zum Anbraten verwenden oder stark erhitzen. Geben Sie stattdessen ein paar Tropfen über Gemüse, Salat oder Fisch.

Wie bei allen Lebensmitteln gilt auch für Pflanzenöle: Kaufen Sie möglichst hochwertige Produkte aus kontrolliert biologischem Anbau. So vermeiden Sie Rückstände von Pflanzenschutzmitteln oder Mineralölen. Dies gilt vor allem auch für äußere Anwendungen.

## DISTELÖL, DER VITAMIN-E-LIEFERANT

Distelöl hat von allen Speiseölen den höchsten Anteil an ungesättigten Fettsäuren. Darüber hinaus enthält es besonders viel Vitamin E: Schon 30 ml decken den Tagesbedarf eines Erwachsenen. Die enthaltene Linolsäure unterstützt das Zellwachstum und stärkt das Immunsystem. Außerdem wirkt Distelöl blutreinigend, senkt den Cholesterinspiegel, verbessert den Blutzuckerspiegel, stärkt das Herz-Kreislauf-System und unterstützt die Regeneration der Zellen bei Hauterkrankungen.

Äußerlich angewendet lindert Distelöl Hautprobleme wie Akne, Ekzeme, Mitesser und Pickel. Es glättet das Hautbild und lässt Entzündungen schneller abheilen. Einfach ein paar Tropfen Distelöl auf die gereinigte Haut geben und leicht einmassieren.

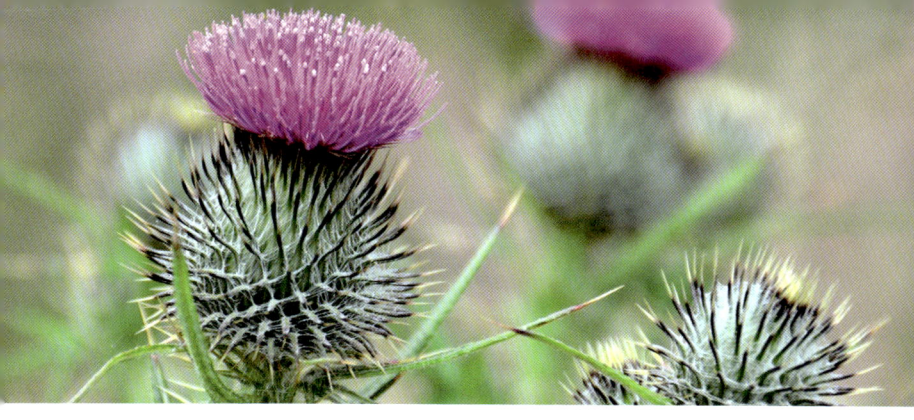

Zu den Gegenanzeigen gehören Blutungsstörungen, niedriger Blutdruck, eine Überempfindlichkeit auf Gänseblümchen sowie Schwangerschaft. Das Öl kann Kontraktionen der Gebärmutter auslösen.

### ERDNUSSÖL, DER IMMUNBOOSTER

Dank seiner großen Menge an mehrfach ungesättigten Fettsäuren hilft Erdnussöl unter anderem, den Cholesterinspiegel zu senken und den Blutdruck zu regulieren. Es ist besonders reich an Vitamin E und enthält außerdem die Vitamine $B_1$, D und K sowie Antioxidantien.

Äußerlich angewendet pflegt und verjüngt Erdnussöl die Haut, verfeinert das Hautbild, hilft gegen trockene Lippen, Ekzeme und Hornhaut an den Füßen. Es eignet sich auch gut als Massageöl.

Erdnuss-Allergiker sollten vorsichtig sein. Auch das Öl kann Reste der Eiweiße enthalten, die die allergische Reaktion auslösen.

### KÜRBISKERNÖL FÜR DEN BLUTZUCKER

Kürbiskernöl wirkt positiv auf den Blutzuckerspiegel bei Typ-2-Diabetikern und senkt den Cholesterinspiegel. Außerdem beugt es Herz-Kreislauf-Erkrankungen vor, kräftigt die Blasenmuskulatur, lindert Prostatabeschwerden, stärkt das Immunsystem, verlangsamt die Hautalterung und hilft gegen erblich bedingten Haarausfall.

Äußerlich angewendet pflegt Kürbiskernöl Gesicht und Körper, verhindert das Austrocknen der Haut und reduziert Schwangerschaftsstreifen. Auch hilft es bei Akne und bei Schuppenflechte. Haare werden gekräftigt und vor Spliss geschützt, wenn Sie nach der Haarwäsche ein paar Tropfen Kürbiskernöl in die Spitzen einmassieren. Für eine intensivere Wirkung 1 EL Öl in die Kopfhaut einmassieren, mit einem Handtuch bedecken und am nächsten Morgen gründlich auswaschen.

### Aufgepasst!

Wer auf Kürbiskerne allergisch reagiert (Kreuzallergie), sollte auf die Anwendung von Kürbiskernöl verzichten.

### LEINÖL GEGEN ENTZÜNDUNGEN

Leinöl ist reich an Omega-3- und Omega-6-Fettsäuren, wirkt entzündungshemmend, senkt den Cholesterinspiegel, sorgt für einen gesunden Blutdruck und unterstützt das Herz-Kreislauf-System. Es verbessert rheumatische Beschwerden und wirkt positiv auf die Nieren. Darüber hinaus wird die Darmflora durch Leinöl reguliert und geschützt. Auch soll es die Stimmung verbessern. Probieren Sie es aus – mit 1 EL Leinöl täglich.

Äußerlich angewendet hilft Leinöl bei Akne, Ekzemen und trockener Haut.

### Wichtige Tipps

Kaufen Sie nur kleine Mengen und verbrauchen Sie das Öl zügig, denn Leinöl wird schnell ranzig.

Die in Leinsamen enthaltenen Glykoside können bei hoher Dosierung eine Blausäurevergiftung auslösen. Sie gehen zwar nur zu einem geringen Teil in das Öl über, dennoch sollte die Tagesmenge 15 ml nicht überschreiten.

## MAISKEIMÖL, POWER FÜR DEN STOFFWECHSEL

Maiskeimöl besteht zu mehr als 80 Prozent aus einfach und mehrfach ungesättigten Fettsäuren. Es enthält die Vitamine A, B, C und E, außerdem Calcium, Eisen, Kalium, Natrium, Phosphor und Zink. Die regelmäßige Verwendung regt den Stoffwechsel an, lindert Rheumaschmerzen, verbessert den Blutfluss, hilft, neue Nervenzellen zu bilden, und schützt vor Gefäßerkrankungen.

Für die äußere Anwendung nach dem Duschen oder Baden ein paar Tropfen auf der Haut verteilen und leicht einmassieren. Es befeuchtet, glättet und verbessert das Hautbild. Im Winter schützt Maiskeimöl die Haut vor Kälte. Dazu ein paar Tropfen auf das Gesicht auftragen und leicht einklopfen. Bitte denken Sie daran, vor allem für die äußere Anwendung nur Öl aus kontrolliert biologischem Anbau zu verwenden.

## OLIVENÖL, DER ALLESKÖNNER

Seine Zusammensetzung von einfach und mehrfach ungesättigten Fettsäuren ist nicht nur sehr gesund für das Herz-Kreislauf-System. Auch die Blutfettwerte und der Cholesterinspiegel profitieren davon. Die sekundären Pflanzenstoffe in Olivenöl wirken antioxidativ und entzündungshemmend. Vitamin E versorgt die Haut mit Feuchtigkeit und erhöht ihren Kollagengehalt. Dadurch wirkt sie jünger und straffer.

1 EL Olivenöl, auf nüchternen Magen eingenommen, kurbelt den Stoffwechsel an, schützt den Magen, lindert Sodbrennen und Schmerzen, wirkt gegen Verstopfung, verbessert die Leberfunktion und hilft bei Entzündungen. Äußerlich angewendet ist es eine Wohltat für Haut, Haare und Nägel.

## RAPSÖL, DAS ANTI-AGING-MITTEL

Das Verhältnis von Omega-6- zu Omega-3-Fettsäuren ist mit 3 : 1 ideal. Außerdem enthält Rapsöl viel Vitamin E. Seine Carotinoide wirken als Antioxidantien. Sie verlangsamen den Alterungsprozess und beugen Herz-Kreislauf-Erkrankungen vor.

In der äußerlichen Anwendung hilft Rapsöl gegen Hautunreinheiten, trockene Haut und trockenes Haar. Als Haarkur verwendet schenkt es Glanz und Gesundheit.

## SONNENBLUMENÖL, SCHUTZ FÜRS HERZ

Sonnenblumenöl ist reich an den Vitaminen E und K. Im Verhältnis von Omega-6- zu Omega-3-Fettsäuren schneidet es bei Weitem nicht so gut ab wie die anderen Öle, bietet aber trotzdem Vorteile für Ihre Gesundheit: Es wirkt antibakteriell, senkt den Cholesterinspiegel und verringert das Risiko für Herz-Kreislauf-Erkrankungen. Äußerlich verwendet man es zum Schutz der Haut, für die Wundheilung und gegen trockene Kopfhaut.

## WALNUSSÖL, DER GEHEIMTIPP

Walnussöl ist reich an einfach und mehrfach ungesättigten Fettsäuren, an Ballaststoffen und Linolensäure. Diese bekämpft Entzündungen und wirkt der Hautalterung entgegen. Außerdem enthält das Öl die Vitamine A, B und E. Es wirkt entgiftend, stärkt das Immunsystem, senkt zu hohen Blutdruck, erhöhte Blutfettwerte und einen zu hohen Cholesterinspiegel. Außerdem beeinflusst Walnussöl Schilddrüse und Bauchspeicheldrüse positiv. Es verhindert Ablagerungen, hält die Blutgefäße elastisch und verbessert die Durchblutung, wirkt entzündungshemmend, reguliert den Säuregehalt des Magens, unterstützt Bildung und Erhalt von Gelenkflüssigkeit und reduziert das Herzinfarkt- und Schlaganfallrisiko. Wer regelmäßig etwas Walnussöl einnimmt, ist weniger müde, schläft besser und ist entspannter. Das Öl verbessert die Leistungsfähigkeit des Gehirns und stärkt die Konzentrationsfähigkeit. Mit dem Verzehr von 1 TL Walnussöl täglich stärken Sie nachhaltig Ihre Gesundheit.

Äußerlich können Sie Walnussöl bei kleinen Verbrennungen ersten Grades, bei kleinen oberflächlichen Wunden, Ekzemen und anderen Hauterkrankungen anwenden. Es verbessert den Hautstoffwechsel und dadurch das gesamte Hautbild.

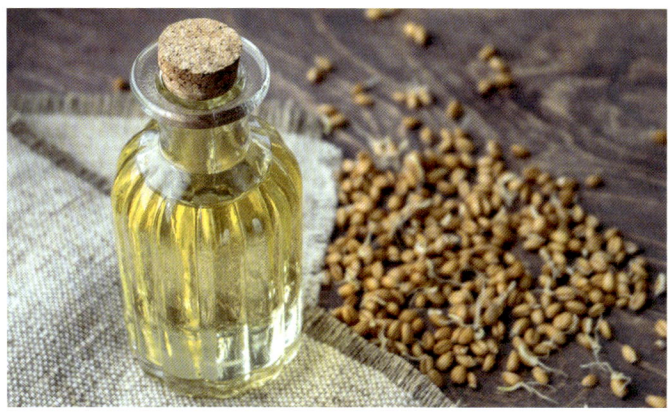

## WEIZENKEIMÖL, SCHUTZ FÜR DIE GEFÄSSE

Weizenkeimöl, ein Nebenprodukt bei der Herstellung von Weizenmehl, enthält die Vitamine A, B, D und K, zudem besonders viel Vitamin E, das als hervorragendes Anti-Aging-Mittel gilt. 1 EL Weizenkeimöl deckt den Tagesbedarf eines Erwachsenen. Das Öl reguliert den Cholesterinspiegel, senkt zu hohen Blutdruck, beugt Herz-Kreislauf-Erkrankungen vor, stärkt das Immunsystem, fördert die Durchblutung und wirkt positiv auf die Haut. Einziger Minuspunkt: Wer Gluten nicht verträgt, sollte auf das Öl verzichten.

Aufgrund seiner zellschützenden, antioxidativen, feuchtigkeitsspendenden und faltenmildernden Eigenschaften ist Weizenkeimöl auch Bestandteil vieler Hautpflegeprodukte. Für die äußere Anwendung wenige Tropfen Öl auf Haut oder Kopfhaut geben und leicht einmassieren.

### Hätten Sie's gewusst?

Für die Herstellung von 1 l Weizenkeimöl werden mehrere Tonnen Weizen benötigt. Deshalb ist es deutlich teurer als andere Speiseöle.

## Süßmittel – Gesundheit zum Löffeln

Falls Sie zu den Naschkatzen unter uns gehören, habe ich eine gute Nachricht für Sie: Es gibt gleich drei süße Dinge, mit denen Sie Ihren Vorratsschrank bestücken können, ohne ein schlechtes Gewissen haben zu müssen! Denn die nachfolgend vorgestellten Lebensmittel sind zwar nicht unbedingt kalorienarm, dafür ausgesprochen gesund mit heilkräftiger Wirkung.

### HONIG, DIE SPEISE DER GÖTTER

Über die Geschichte des Honigs haben Sie zu Beginn des Buches schon gelesen. Die »Speise der Götter« wirkt unter anderem antibakteriell, antimykotisch, antioxidativ und entzündungshemmend. Die Volksmedizin verwendet Honig traditionell für kleine Wunden, bei Halsschmerzen, Magen-Darm-Beschwerden, Pilzinfektionen und Hautproblemen. Seine Antioxidantien haben eine positive Wirkung auf das Herz und senken Blutdruck, Cholesterinwerte und Blutfettwerte.

Essen Sie also öfter mal qualitativ hochwertigen Honig auf Brot oder verwenden Sie ihn bei Erkältungssymptomen oder als Einschlafhilfe in warmer Milch. Eine Schönheitsanwendung mit Honig finden Sie im Kapitel »Schönheit und Pflege aus Küche und Vorrat«. Für medizinische Anwendungen gibt es Fenchelhonig – ein traditionelles Heilmittel bei Erkältung. Er löst den Schleim und stärkt die Abwehrkräfte. Manuka-Honig ist ebenfalls ein traditionsreiches Heilmittel. Er wirkt antioxidativ, antiseptisch und wundheilend.

### MANDELMUS FÜR STARKE NERVEN

Mandelmus besteht idealerweise aus geschälten, blanchierten, ungerösteten Mandeln aus kontrolliert biologischem Anbau. Es ist eine hervorragende Nährstoffquelle und reich an Eiweiß, Vitamin E, Calcium sowie Magnesium. Mandelmus stärkt die Nerven, unterstützt die Darmflora, sorgt für ein schönes Hautbild, verhindert Heißhunger, senkt den Cholesterinspiegel und fördert den Stoffwechsel. Sein einziger Nachteil: Mandelmus ist kein Schlankmacher! 1 TL hat circa 56 Kalorien und enthält circa 5 g Fett. Genießen Sie es in kleinen Mengen als gesunde Leckerei.

## Aufgepasst!

Wer empfindlich gegen Salicylsäure ist, sollte auf Mandeln und Mandelzubereitungen besser verzichten.

### ZUCKERRÜBENSIRUP, DER MAGNESIUMLIEFERANT

Hätten Sie gewusst, dass der Sirup zu den stark basenbildenden Nahrungsmitteln zählt? Dabei ist er ausgesprochen lecker und steckt voller gesunder Inhaltsstoffe, allen voran Magnesium (fast 100 mg pro 100 g). Außerdem liefert Zuckerrübensirup Ballaststoffe, Eiweiß, Eisen, Folsäure und Kalium. Zu viel davon sollten Sie trotzdem nicht essen: 1 TL hat circa 38 Kalorien.

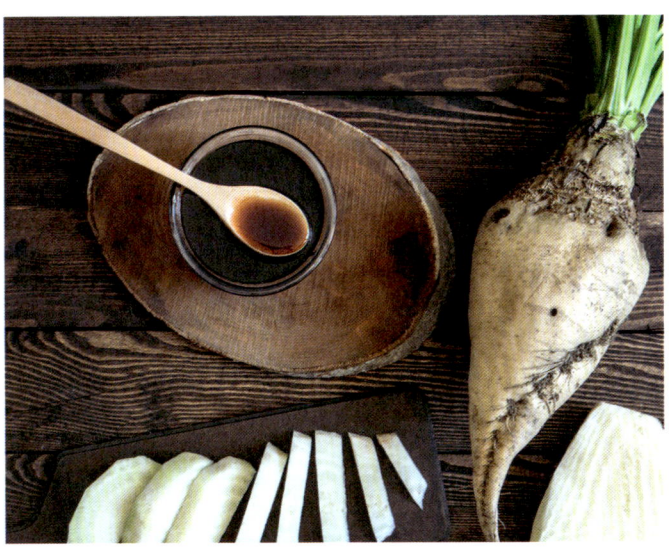

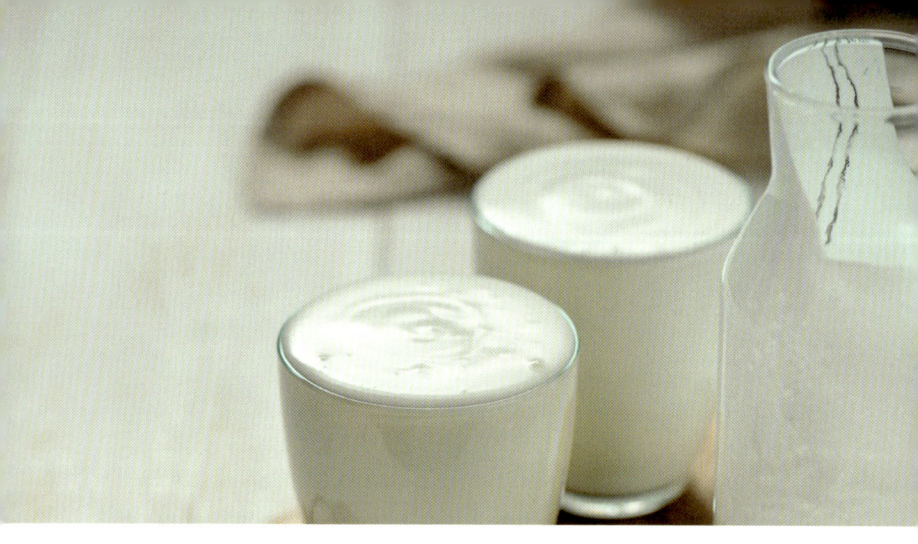

## Molkereiprodukte – Wohltuendes aus dem Kühlschrank

Inzwischen haben Sie so viele Heilmittel aus Ihrer Küche kennengelernt, dass es Sie nicht mehr überraschen wird, wie viel Heilsames sich in Ihrem Kühlschrank verbirgt. Nicht umsonst empfiehlt die Deutsche Gesellschaft für Ernährung (DGE), täglich Milch oder Milcherzeugnisse wie Joghurt und Kefir zu sich zu nehmen.

### BUTTERMILCH, DIE EIWEISSBOMBE

Buttermilch ist ein Nebenprodukt der Butterherstellung. Sie ist nicht nur reich an Eiweiß, sondern enthält noch viele weitere gesundheitsfördernde Inhaltsstoffe: B-Vitamine, Calcium, Eisen, Kalium, Magnesium und Zink. Sie sorgt für eine höhere Fettverbrennung, fördert die Verdauung, stärkt die Knochen und unterstützt den Muskelaufbau. Dabei ist sie ausgesprochen fettarm und hat nur halb so viele Kalorien wie Vollmilch.

Wenn Sie täglich 1 Glas Buttermilch trinken, wird Ihre Haut straffer und trocknet weniger schnell aus. Zudem wird die Darmflora gestärkt. Achten Sie beim Kauf aber auf Produkte in Bioqualität, ohne Zucker und andere Zusätze.

## JOGHURT FÜR DIE DARMGESUNDHEIT

Ein Naturjoghurt pro Tag versorgt Sie mit etwa der Hälfte des täglichen Bedarfs an Vitaminen und Mineralstoffen. Er verringert die Anfälligkeit der Zähne gegen Kariesbakterien, fördert die Verdauung und hilft, Bauchfett abzubauen. Die probiotischen Bakterien sorgen für eine gesunde Darmflora. Außerdem wirkt Joghurt entzündungshemmend, unterstützt das Immunsystem, hat eine positive Wirkung auf das Herz und sorgt für gesunde Cholesterinwerte und normalen Blutdruck. Griechischer Joghurt hat doppelt so viel Eiweiß wie herkömmlicher Joghurt. Auch hier gilt: Achten Sie beim Kauf auf Produkte in Bioqualität, ohne Zucker und andere Zusätze.

## KEFIR, DAS »GETRÄNK DER HUNDERTJÄHRIGEN«

Kefir ist ein fermentiertes Milchgetränk aus Kuh-, Ziegen- oder Schafmilch, über dessen Ursprung man sich nicht einig ist. Vermutet werden die kaukasischen Berge, der Süden von Russland, Sibirien oder Tibet. Im Kaukasus nennt man Kefir auch das »Getränk der Hundertjährigen«.

Kefir versorgt den Körper mit den Vitaminen A, B und D sowie den Mineralstoffen und Spurenelementen Calcium, Eisen, Jod und Magnesium. Bei viel sättigendem Eiweiß enthält er wenig Fett und hat kaum Kalorien. Milchsäure- und Essigsäurebakterien sowie Hefen sorgen für eine gesunde Darmflora und ein gut funktionierendes Immunsystem. Außerdem wirkt Kefir antibakteriell, stärkt die Knochen, hilft gegen allergische Symptome und kann vor Krebserkrankungen schützen. Äußerlich angewendet eignet er sich wegen seiner feuchtigkeitsspendenden Eigenschaften als Bestandteil von Gesichtsmasken.

## Extrawissen

Der Name Kefir leitet sich ab von dem Wort **köpürmek** aus der Turk-Sprache, einer Sprachfamilie aus Eurasien. Daraus wurde im Russischen **kefir**. Übersetzt bedeutet es »schäumen«.

### QUARK, DER EIWEISSREICHE

Wie Joghurt enthält auch Quark sogenannte Probiotika, also Kulturen von probiotischen Bakterien (lebende Mikroorganismen), die unversehrt durch den Magen in den Darm gelangen und hier ihre Wirkung entfalten: Unter anderem unterstützen sie die Verdauung und fördern die Darmgesundheit. Mit 14 g Eiweiß pro 100 g enthält Quark mehr Eiweiß als Joghurt oder Skyr. Er stärkt Haut, Haare und Nägel und hilft, Eisenmangel vorzubeugen.

#### Aufgepasst!

Wer zu Nierensteinen neigt, sollte keinen Quark verzehren. Er enthält viel Calcium und Phosphor, was zur Bildung von Nierensteinen führen kann.

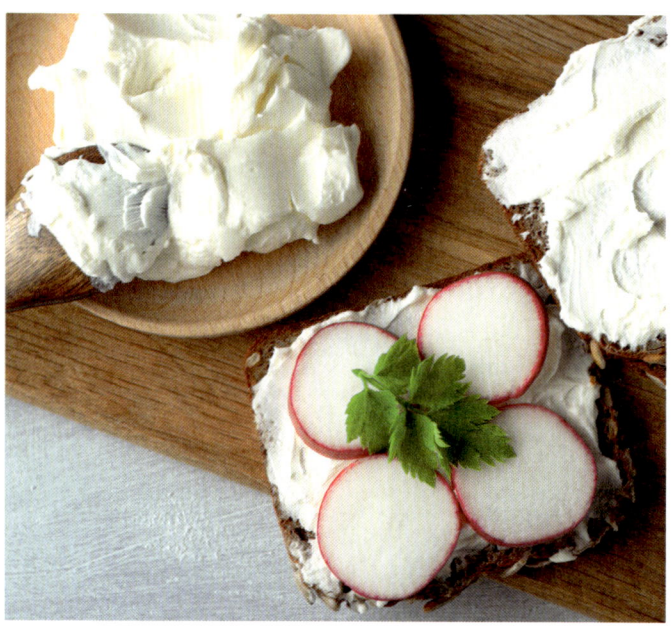

## Heilendes von Fenstersims und Gewürzregal

Kräuter und Gewürze verfeinern Ihre Speisen und haben des Weiteren zahlreiche Heilwirkungen. Die aromatischen Würzhelfer können mit Ausnahme von Anis, Muskat und Rosmarin großzügig verwendet werden. Einige der hier vorgestellten kleinen Kraftpakete machen sich nicht nur in Speisen gut, sondern bieten sich darüber hinaus auch für Heilanwendungen an.

### ANIS, DER PIKANTE

Der Anis stammt aus dem Orient. Ausgrabungen auf Santorini belegen sein Vorkommen im 16. Jahrhundert v. Chr. In Europa hat er eine lange Tradition: in alkoholischen Getränken (Ouzo, Raki, Pastis) sowie als Würzmittel für Brot und Weihnachtsgebäck. Als Heilmittel wirkt er gegen Bakterien, Viren und Pilze, außerdem entkrampfend, herzstärkend, immunstärkend und schleimlösend. Man verwendet ihn bei Appetitlosigkeit, Blähungen, Bronchitis, Durchfall, Erkältung und gegen Mundgeruch. Bei stillenden Müttern fördert Anis die Milchbildung.

## Anissamen-Wegerich-Aufguss bei Venenbeschwerden

Für 4 Portionen

**Zutaten:**
5 g Anissamen
50 g Wegerich
1 l kochendes Wasser

**Zubereitung:**
- Anissamen und Wegerich mit dem Wasser übergießen und 10 Minuten ziehen lassen.
- 3–4 Tassen täglich trinken.

## Anistee bei Atemwegserkrankungen und Verdauungsstörungen

Für 1 Portion

**Zutaten:**
200 ml Wasser
1 EL Anisfrüchte

**Zubereitung:**
- Das Wasser zum Kochen bringen, in der Zwischenzeit die Früchte im Mörser zerstoßen.
- In eine Kanne füllen und mit dem kochenden Wasser übergießen. 10–15 Minuten zugedeckt ziehen lassen, dann abseihen.
- 2-mal täglich 1 Tasse trinken.

### Gut zu wissen

Anistee sollte immer frisch zubereitet werden. Die ätherischen Öle, die für die gesundheitsfördernde Wirkung verantwortlich sind, verflüchtigen sich nach dem Mörsern recht schnell.

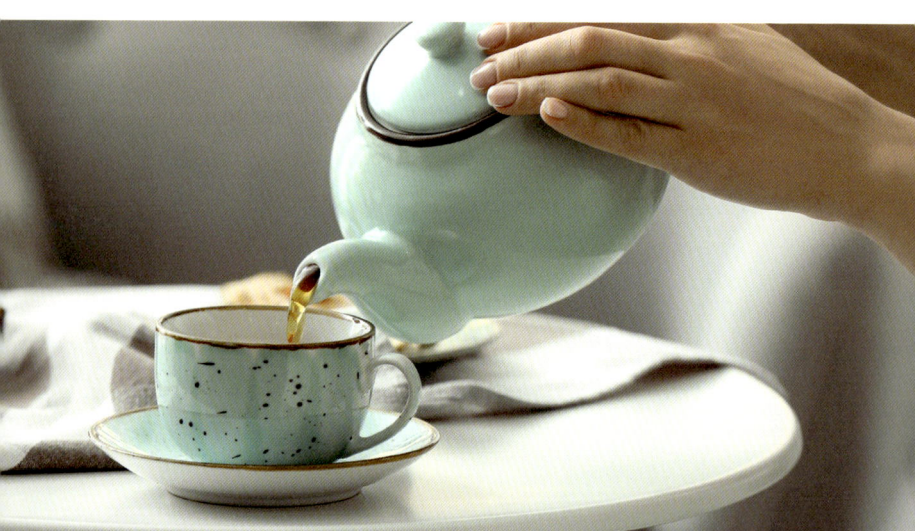

## KRESSE: KLEINE BLÄTTER, GEBALLTE KRAFT

Die unscheinbaren grünen Blättchen der Gartenkresse, die man häufig als Garnitur für Gerichte antrifft, haben es in sich – nicht nur, was den Vitamin-C-Gehalt betrifft. Denn Kresse enthält außerdem reichlich Kalium und Calcium, Eisen, geringe Mengen an B-Vitaminen sowie Senföle, die für den pikanten Geschmack verantwortlich sind und als echter Gesundheitsbooster gelten.

Kresse wirkt antibiotisch, antioxidativ, blutreinigend, entzündungshemmend, harntreibend und immunstärkend, zudem schleimlösend und stoffwechselanregend. Im Frühjahr regt sie die Lebensgeister an. Auch stärkt sie Herz, Leber und Galle, fördert den Appetit, erleichtert die Atmung zum Beispiel bei Asthma und hilft bei Harnwegsentzündungen. In der Stillzeit regt Kresse die Milchbildung an.

Das Powerkraut lässt sich ganz leicht zuhause auf dem Fensterbrett in einer Anzuchtschale ziehen oder man kauft es bereits vorgezogen im Schälchen im Supermarkt. Am besten schmeckt es direkt aus dem Schälchen über Brot oder Quark geschnitten.

## KÜMMEL FÜR DIE VERDAUUNG

Kümmel gehört zu den ältesten bekannten Gewürzen. Seine Heimat liegt in Vorderasien und den Mittelmeerländern. Die Menschen im alten Ägypten nutzten ihn unter anderem zur Beschwörung der Totengeister und für medizinische Zwecke. Heute wird er überwiegend zum Würzen von Speisen, aber auch zur Herstellung alkoholischer Getränke wie Aquavit verwendet. Er ist reich an Ballaststoffen, essenziellen Fettsäuren und pflanzlichem Eiweiß und wirkt antioxidativ, appetitanregend, beruhigend, entblähend, entzündungshemmend, krampflösend sowie verdauungsfördernd. Außerdem unterstützt Kümmel die Arbeit von Leber und Galle. Traditionell wird er gegen Magen-Darm-Beschwerden, Blähungen, Unwohlsein nach dem Essen und Sodbrennen eingesetzt. Es heißt, er könne sogar Darmkrebs vorbeugen.

Die Volksheilkunde nutzt die Wurzeln und Früchte des Echten Kümmels bei Verdauungsbeschwerden. Im Ayurveda schätzt man ihn, weil er das Verdauungsfeuer (Agni) anregt. Laut TCM wirkt er unter anderem befeuchtend, nährend und wärmend, er leitet Nässe und Feuchtigkeit (Schleim) aus.

Im Handel erhalten Sie ätherisches Kümmelöl, das sich für Einreibungen bei Magenbeschwerden bewährt hat. Kümmeltee können Sie kaufen oder auch selbst herstellen:

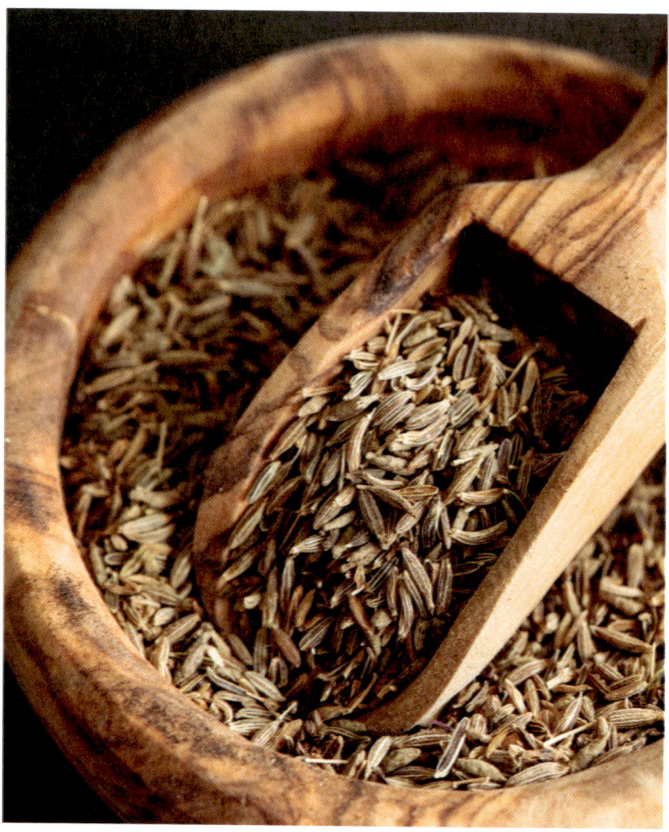

## Kümmeltee bei Magen-Darm-Beschwerden

Für 1 Portion

### Zutaten:
150 ml Wasser
4 g getrocknete Kümmelsamen

### Zubereitung:
- Das Wasser zum Kochen bringen, dann den Topf vom Herd nehmen.
- Die Kümmelsamen mit dem sehr heißen, aber nicht mehr kochenden Wasser übergießen und zugedeckt 15 Minuten ziehen lassen. Abseihen und möglichst warm trinken.

### Gut zu wissen

**Als empfohlene Menge gelten 3 Tassen täglich. Nach 5 Tagen eine Pause machen, dann gegebenenfalls die Behandlung fortsetzen.**

## Kümmel-Absud bei Verdauungsproblemen

Für 1 Tagesration

### Zutaten:
30 g Kümmelsamen
1 l Wasser

### Zubereitung:
- Die Kümmelsamen in das Wasser geben und aufkochen, 5 Minuten kochen lassen.
- Den Topf vom Herd nehmen, alles 10 Minuten ziehen lassen, dann abseihen.
- Über den Tag verteilt 4–5 Tassen lauwarmen Absud trinken.

## MAJORAN, DER GEHEIMTIPP

Die Pflanze mit dem süßlich-würzigen Duft ist auch als Maiwürzkraut bekannt. Verantwortlich für ihre Heilwirkungen sind Vitamin C, ätherische Öle, sekundäre Pflanzenstoffe sowie Gerb- und Bitterstoffe. Majoran erleichtert die Verdauung bei schweren, fetten Speisen, unterstützt den Fettstoffwechsel, lindert Krämpfe und wirkt entzündungshemmend. Majoran wirkt harntreibend und wirkt daher unterstützend bei Blasen- und Nierenerkrankungen. Außerdem stärkt er die Nerven und schenkt Gelassenheit. Auch als Aphrodisiakum hat er eine lange Tradition.

Als Schnupfenbalsam für Babys und Kleinkinder ist er ein Geheimtipp. Ebenso als Salbe für Erwachsene bei Bandscheibenschmerzen, Nervenschmerzen, Verrenkungen, Muskelschmerzen und Rheuma. Die Herstellung dieser Salbe erfordert viel Geduld und Fingerspitzengefühl. Greifen Sie daher besser zu gekauften Produkten. Majorantee lässt sich dagegen leicht selbst herstellen:

## Majorantee gegen Magen-Darm-Beschwerden und Husten

Für 1 Portion

### Zutaten:

1–2 TL getrockneter Majoran
250 ml kochendes Wasser

### Zubereitung:

- Den Majoran mit dem Wasser übergießen und 5 Minuten zugedeckt ziehen lassen.
- Abseihen und möglichst warm trinken.

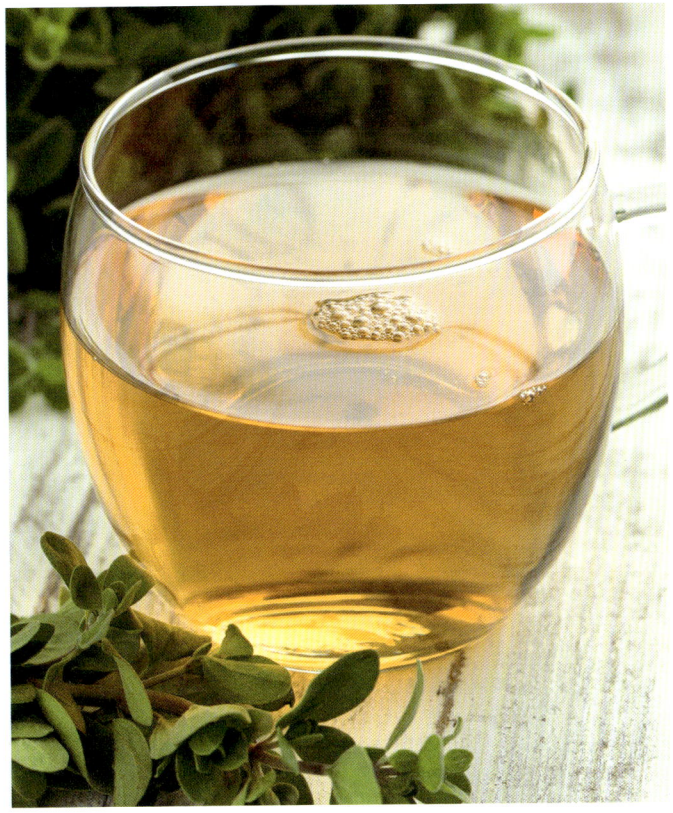

### Hätten Sie's gewusst?

Man unterscheidet zwischen Majoran (Origanum majorana) und Wildem Majoran (Origanum vulgare). Letzterer ist eine andere Bezeichnung für Oregano. Beide Kräuter gehören zu den Lippenblütlern, ähneln sich aber weder im Aussehen noch im Geschmack. Majoran schmeckt leicht süß und fein würzig, Wilder Majoran (Oregano) kräftig und herb.

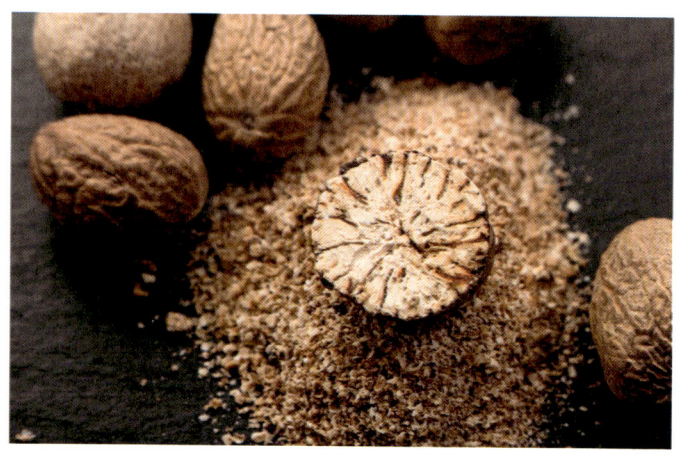

## MUSKAT, DIE HEILENDE NUSS

Die Muskatnuss stammt ursprünglich von der Inselgruppe der Molukken in Südostasien. Dort entdeckten Portugiesen im Jahr 1512 den ersten Muskatnussbaum. Für etwa hundert Jahre hatten sie das Monopol auf die gesunde Nuss, bis es sich die Niederländer und anschließend die Briten eroberten.

Die in der Muskatnuss enthaltenen ätherischen Öle (10–15 Prozent) wirken antibakteriell, antioxidativ, entspannend, entzündungshemmend, herzschützend, schlaffördernd und schmerzstillend. Muskat soll bei Diabetes und Depressionen helfen. Außerdem wirkt es gegen Gedächtnisprobleme, Hautausschläge, Herzschwäche, Magenbeschwerden, Rheuma und Schlaflosigkeit.

Im Ayurveda ist die Muskatnuss ein Mittel gegen Durchfall. In den asiatischen Ländern wird sie bis heute als traditionelles Heilmittel bei Fieber, Hämorrhoiden, Kopfschmerzen, Rheuma und Verdauungsbeschwerden verwendet. In unseren Breiten findet sie sich in Mitteln gegen Magen-Darm-Beschwerden, zum Beispiel in Form von Muskatsamen in »Klosterfrau Melissengeist«.

## Muskatnussmilch bei Schlafstörungen

Für 1 Portion

**Zutaten:**
1 Msp. Muskatnusspulver
200 ml Milch

**Zubereitung:**
- Das Pulver in der Milch auflösen und aufkochen.
- 30 Minuten vor dem Schlafengehen trinken.

## Muskatnusswasser bei Verdauungsstörungen

Für 1 Portion

**Zutaten:**
1 Msp. Muskatnusspulver
200 ml lauwarmes Wasser

**Zubereitung:**
- Das Muskatnusspulver in dem Wasser gut auflösen.
- Das Wasser schluckweise trinken.

### Aufgepasst!

In hoher Dosierung ist Muskatnuss gesundheitsschädigend. Bei einem Verzehr von mehr als 4 g Muskatnuss kommt es zu Leberschäden, ab 5 g zu Halluzinationen. Bei normaler Verwendung von Muskat in der Küche besteht keine Gefahr.

## NELKE, DAS PFLANZLICHE SCHMERZMITTEL

Gewürznelken, die getrockneten Blütenknospen des Gewürz-
nelkenbaums, stammen von der indonesischen Inselgruppe
der Molukken. In China kannte man sie schon lange vor Beginn
der Zeitrechnung und nutzte sie zur Verbesserung der Raum-
luft, als Aphrodisiakum und gegen Verdauungsbeschwerden.
Wer eine Audienz beim Kaiser bekam, musste vorher eine
Nelke kauen, um Mundgeruch zu vermeiden. Mit malaiischen
Seeleuten und arabischen Händlern kam das kostbare Gewürz
nach Europa.

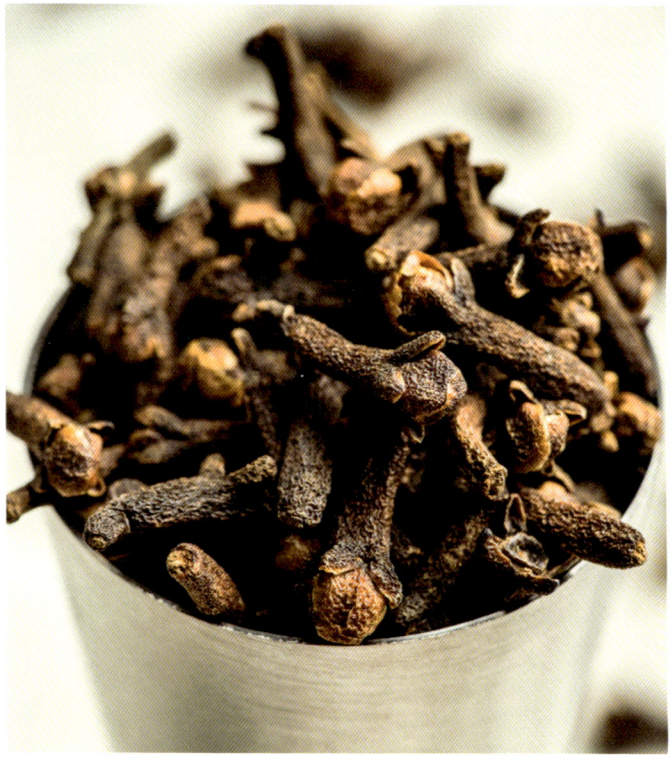

## Extrawissen

**Gewürznelken verdanken ihren Namen dem mittelniederdeutschen Wort negelken, zu Deutsch »Nägelchen«. Ihre Form erinnert an kleine Nägel.**

In unseren Breiten sind Gewürznelken vor allem in der Winter- und Weihnachtsküche bekannt. Das starke Aroma veredelt Rotkohl, Chutneys, wärmende Currys und Glühwein. In gemahlener Form findet man Nelken in Weihnachtsgebäck wie Gewürzspekulatius und Lebkuchen. Sie enthalten den Inhaltsstoff Eugenol, der in der Zahnheilkunde als antibakterielles, entzündungshemmendes und schmerzstillendes Mittel verwendet wird. Es betäubt lokal, verhindert das Wachstum von Bakterien, Viren und Pilzen und bekämpft Milben, Zecken und Würmer. Nelken gegen akute Zahnschmerzen sind in der Volksheilkunde seit Langem bekannt.

## Nelke, der Entzündungshemmer

Für 1 Anwendung

### Zutaten:
1 Bio-Gewürznelke

### Anwendung:
- Die Gewürznelke im Mund etwas weich werden lassen, dann leicht darauf beißen, damit die ätherischen Öle freigesetzt werden.
- Die Nelke an den schmerzenden Zahn oder die entzündete Stelle in Mund bzw. Rachen bringen.
- Die Nelke für einige Zeit im Mund behalten.

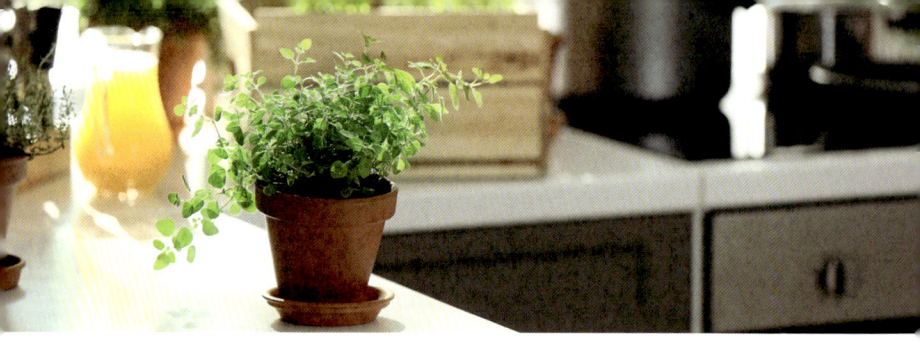

## OREGANO, PIZZAGEWÜRZ MIT HEILWIRKUNG

Der Oregano ist auch als Wilder Majoran bekannt. Er wächst in ganz Europa und bis in 2000 m Höhe. Im Mittelalter glaubten die Menschen, er schütze vor Hexen und vor dem Satan. Belegt sind dagegen seine zahlreichen Heilwirkungen: antiseptisch, durchblutungsfördernd, entzündungshemmend, hustenlösend, menstruationsregulierend, schmerzstillend, stärkend und belebend sowie verdauungsfördernd. Sein ätherisches Öl ist ein natürliches Antibiotikum und wirkt zuverlässig gegen Bakterien, Viren und Pilze.

Die Volksheilkunde verwendet Oregano traditionell bei Appetitlosigkeit, Blähungen, Durchfällen, Krämpfen, Kopfschmerzen und Verdauungsschwäche.

## Oreganotee bei Erkältung und Halsschmerzen

Für 1 Portion

### Zutaten:
2–3 TL frischer oder 1 TL getrockneter Oregano
250 ml heißes Wasser

### Zubereitung:
- Frischen Oregano unter fließendem Wasser reinigen, trocken schütteln und die Blättchen abzupfen.
- Den Oregano mit dem Wasser übergießen. 5 Minuten ziehen lassen, abseihen und möglichst warm trinken.

## PETERSILIE, DER STILLE STAR

Die Petersilie hat eine lange Tradition als Suppengewürz, kann aber sehr viel mehr. Ihre Heimat ist der östliche Orient. Schon in der Antike war sie als Gewürz- und Heilpflanze bekannt. Sie überrascht mit ihrer Vitaminpower: 5 g decken den Tagesbedarf an Vitamin A, 30 g den Vitamin-C-Bedarf. Petersilie enthält außerdem Calcium, Eisen, Phosphor und ätherische Öle. Sie wirkt u.a. antibakteriell, antioxidativ, blutbildend, blutreinigend, blutzuckersenkend und harntreibend.

## Petersilien-Aufguss bei Verdauungsstörungen

Für 1 Tagesration

**Zutaten:**
30 g Petersilie
1 l kochendes Wasser

**Zubereitung:**
- Die Petersilie in das kochende Wasser geben.
- Den Topf vom Herd nehmen und den Aufguss 10 Minuten ziehen lassen.
- Über den Tag verteilt 4–5 Tassen lauwarmen Aufguss trinken.

## Gehackte Petersilie bei Blutarmut

Für 1 Anwendung

**Zutaten:**
20 g gehackte Petersilie

**Anwendung:**
- Täglich diese Menge unter das Essen mischen, bis sich das Blutbild verbessert.

Pfeffer war früher so wertvoll, dass man ihn in Gold auf-wog. Heute ist er ein Alltagsprodukt und gehört ganz selbst-verständlich zusammen mit Salz auf den Tisch. Die Liste seiner Heilwirkungen ist lang. Er wirkt unter anderem anti-bakteriell, antibiotisch, antimikrobiell, antioxidativ, appetitanregend, entzündungshemmend, gefäßerweiternd, stoffwechselanregend und verdauungsfördernd. Er senkt außerdem den Blutzucker, schützt die Leber und stärkt das Immunsystem, darüber hinaus besitzt er krampflösende und schmerzstillende Eigenschaften. Damit aber noch nicht ge-nug: Er verstärkt auch die Wirkung anderer Heilpflanzen. Pfeffer gibt es in verschiedenen Farben, die für unterschied-liche Aromen stehen. Schwarzer Pfeffer ist kräftig im Ge-schmack und intensiv scharf. Weißer Pfeffer wird nach der Ern-te so behandelt, dass nur der innere Samen übrig bleibt. Daher schmeckt er weniger aromatisch. Grüner Pfeffer ist die mildes-te Pfeffersorte. Er hat ein frisches, leicht fruchtiges Aroma.

Im Ayurveda verwendet man Pfeffer unter anderem bei Durchfall, Herzerkrankungen und Verstopfung. Die TCM schätzt ihn für seine wärmenden und Blockaden lösenden Eigenschaften.

## Pfeffer bei Verdauungsbeschwerden

Für 1 Portion

**Zutaten:**
1 TL schwarze Pfefferkörner, gemörsert
150 ml heißes Wasser

**Zubereitung:**
- Die gemörserten Pfefferkörner mit dem heißen Wasser übergießen.
- Etwas abkühlen lassen, dann schluckweise trinken.

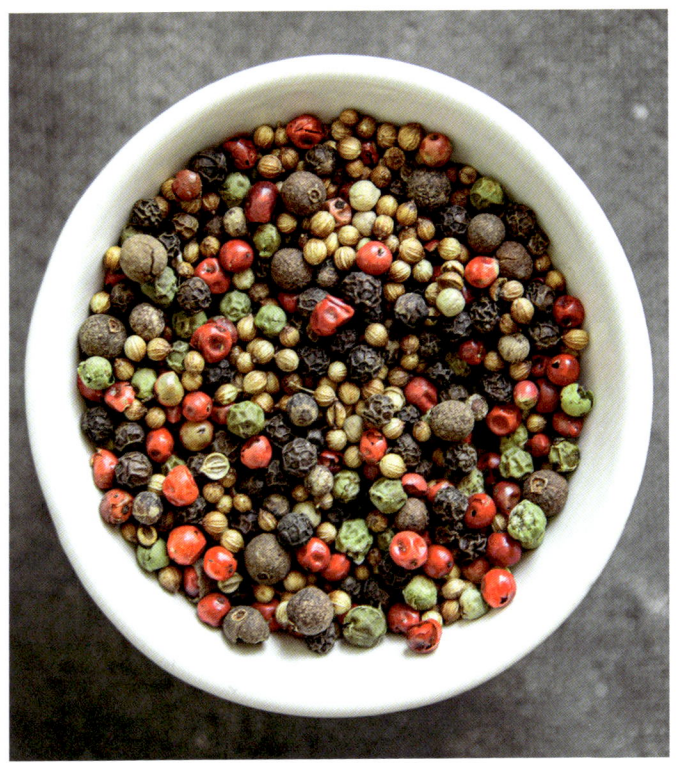

## Pfefferkörner bei Halsschmerzen

Für 1 Anwendung

**Zutaten:**
2 schwarze Bio-Pfefferkörner

**Anwendung:**
- Die Pfefferkörner gründlich zerkauen und schlucken.
- Bei Bedarf mehrfach wiederholen.

### ROSMARIN, DAS HALLO-WACH-KRAUT

Das Kraut aus dem Mittelmeerraum ziert nicht nur Gärten, es ist auch ein beliebtes Würzmittel und obendrein eine kleine Apotheke. Im alten Griechenland war Rosmarin der Göttin Aphrodite geweiht und stand für Liebe und Schönheit.

Rosmarin wirkt adstringierend, anregend, antibakteriell, antiseptisch, entspannend, entzündungshemmend, galletreibend, harntreibend, krampflösend, menstruationsfördernd, schmerzstillend und wundheilend. Unter den Heilkräutern hat er eine besondere Stellung: Er hilft gegen niedrigen Blutdruck und stabilisiert einen schwachen Kreislauf.

## Aufgepasst!

In der Schwangerschaft sollten Sie auf Rosmarin aufgrund seiner durchblutungsfördernden Wirkung verzichten.

## Rosmarinöl-Einreibung bei Kreislaufschwäche

Für 1–2 Anwendungen

### Zutaten:
1 Tropfen Rosmarinöl (aus der Apotheke)
25 ml Trägeröl wie Jojoba- oder Mandelöl

### Anwendung:
- Da Rosmarinöl sehr intensiv wirkt, wird das Öl mit Jojoba- oder Mandelöl verdünnt: 1 Tropfen Rosmarinöl auf 25 ml Trägeröl.
- Bei schwachem Kreislauf und morgendlichen Anlaufschwierigkeiten den Oberkörper regelmäßig damit einreiben.

## Rosmarin-Teilbad bei Rheuma

Für 1 Anwendung

### Zutaten:
30 g frischer Rosmarin
20 g schwarzer Holunder
1 Handvoll Meersalz
2 l Wasser

### Anwendung:
- Die Kräuter und das Meersalz in das Wasser geben und aufkochen.
- Abkühlen lassen und als lauwarmes Teilbad verwenden.

## Rosmarintee zur Stärkung der Leber

Für 1 Portion

### Zutaten:
10 g frischer Rosmarin
250 ml Wasser

### Zubereitung:
- Den Rosmarin in das Wasser geben, aufkochen und 5 Minuten kochen lassen, dann abseihen.
- Morgens auf nüchternen Magen trinken.
- Nach einer Woche 8–10 Tage Pause machen. Bei Bedarf danach erneut anwenden.

### Gut zu wissen

Rosmarin ist vor allem beliebt wegen seiner durchblutungsfördernden und erwärmenden Wirkung.

### SCHNITTLAUCH, DER FRÜHJAHRSKICK

Schnittlauch ist ein guter Eisen- und Vitamin-C-Lieferant und daher das ideale Mittel gegen Frühjahrsmüdigkeit. Er wirkt antiseptisch, blutreinigend, harntreibend, schleimlösend und verdauungsfördernd. Traditionell verwendet man ihn bei Appetitlosigkeit, Bluthochdruck, Blähungen, Gicht, Husten und Magenbeschwerden. Spezielle Heilanwendungen gibt es nicht. Essen Sie das aromatische Kraut möglichst regelmäßig frisch, auf Brot oder in Quark.

### THYMIAN, EIN TAUSENDSASSA

Der griechische Arzt Hippokrates (460–370 v. Chr.) verwendete Thymian für die Atemwegserkrankungen seiner Patienten. Von dem römischen Gelehrten Plinius dem Älteren (23–79 n. Chr.) stammen detaillierte Beschreibungen des Thymians als Heilpflanze.

Die Liste seiner Heilwirkungen ist lang: Das Kraut wirkt anregend, antibakteriell, antibiotisch, antioxidativ, beruhigend, blutstillend, desinfizierend, entzündungshemmend, gehirnschützend, krampflösend, menstruationsfördernd, pilztötend, schleimlösend und schmerzstillend. Zu den Anwendungsgebieten gehören Erkrankungen von Atemwegen, Verdauungssystem, Stoffwechsel, Harntrakt, Nervensystem, Bewegungsapparat und Haut. Thymian hilft bei Candida-Infektionen im Mund und bei bakteriellen Zahnfleischerkrankungen. Er wirkt als natürliches Antibiotikum, unter anderem gegen Krankenhauskeime, und kann sogar die Geburt erleichtern. Allerdings sollte man ihn in der Schwangerschaft nicht in großen Mengen verwenden.

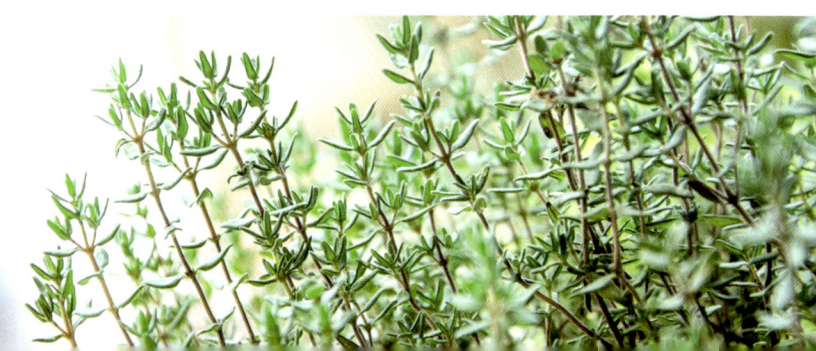

Für die äußere Anwendung gibt es Thymiantinktur und ätherisches Thymianöl zu kaufen. Die folgenden Erkältungstees können Sie selbst herstellen.

## Thymiantee bei Erkältung

Für 1 Portion

**Zutaten:**
1 TL Thymiankraut
250 ml kochendes Wasser

**Zubereitung:**
- Den Thymian mit dem Wasser übergießen, 10 Minuten ziehen lassen, dann abseihen.
- 3 Tassen am Tag lauwarm trinken, bis die Beschwerden nachlassen.

## Thymiantee bei fest sitzendem Husten

Für 1 Portion

**Zutaten:**
3 frische Thymianzweige
300 ml kochendes Wasser
1 TL Honig

**Zubereitung:**
- Die Thymianzweige zusammenbinden und in eine große Tasse geben. Mit dem kochenden Wasser übergießen und 10 Minuten abgedeckt ziehen lassen.
- Die Zweige herausnehmen, den Tee abfiltern. Wenn er etwas abgekühlt ist, den Honig unterrühren.
- Mehrmals täglich 1 Tasse trinken, bis sich der Husten löst.

## ZIMT, DER VIELSEITIGE HEILER

Zimt war früher kostbar und für viele unerschwinglich. Hochgeschätzt wurde er wegen seiner aphrodisierenden Wirkung. Darüber hinaus hat er in Form von Ceylon-Zimt äußerst vielfältige Heilwirkungen: adstringierend, antibakteriell, antiseptisch, antiviral, auswurffördernd, beruhigend, blutfett-, blutzucker- und cholesterinsenkend, durchblutungsfördernd, harntreibend, kreislaufstabilisierend, schleimlösend, schmerzstillend und wärmend. Zimt lindert Rücken- und Rheumaschmerzen, bekämpft Blähungen, Völlegefühl und Magenkrämpfe und lindert die Beschwerden nach einer schweren Mahlzeit. Er unterstützt die Arbeit des Gehirns und kann vermutlich einer Demenzerkrankung vorbeugen. Auch bei Störungen von rhythmischen Abläufen verschafft er Linderung, so zum Beispiel bei Herzproblemen, Verdauungsbeschwerden, Menstruationsstörungen und Schlafstörungen.

Spezielle Heilrezepte mit Zimt gibt es nicht. Nutzen Sie ihn vor allem im Winter regelmäßig für Ihr Wohlbefinden, am besten in Form von Zimtwasser:

## Zimtwasser für das Wohlbefinden

Für 1 Portion

### Zutaten:
½ TL gemahlener Zimt
250 ml heißes Wasser
½ TL Honig

### Zubereitung:
- Den Zimt mit dem Wasser übergießen und gründlich verrühren.
- Etwas abkühlen lassen.
- Den Honig unterrühren.
- Schluckweise trinken.

## Tee – von der Medizin zum Getränk

»Medizin war der Tee zuerst,
Getränk wurde er danach.«

Kakuzo Okakura,
Das Buch vom Tee (1906)

In China wusste man schon vor mehr als 4000 Jahren, dass Tee Kopfschmerzen lindert, Müdigkeit vertreibt und die Sehkraft verbessert. Auch zur Stärkung der Konzentrationsfähigkeit war er beliebt. Die Volksheilkunde kennt die Wirkung von Tee gegen Bauchschmerzen, Halsentzündungen und Schlaflosigkeit. Die beliebteste Kräuterteesorte in Deutschland ist der Pfefferminztee, gefolgt von Kamillen- und Fencheltee.

### FENCHEL, DER WOHLTUENDE HELFER

Fencheltee ist ein altes Hausmittel und wird vor allem bei Bauchschmerzen von Kindern eingesetzt. Er wirkt blähungslösend, entzündungshemmend, schleimlösend und verdauungsfördernd. Am besten stellen Sie ihn selbst her:

## Fencheltee für die Verdauung

Für 1 Portion

**Zutaten:**
2 TL Fenchelsamen
250 ml kochendes Wasser

**Zubereitung:**
- Die Samen im Mörser zerkleinern.
- Mit dem Wasser übergießen, 7 Minuten ziehen lassen, dann abseihen.

## HAGEBUTTE, DIE HEIMISCHE SUPERFRUCHT

Die Frucht wächst aus den weißen Blüten der Wildrose. Den Tee bereitet man aus den getrockneten Schalen zu. Hagebutten gehören mit dem Sanddorn zu den heimischen Früchten, die das meiste Vitamin C enthalten. Schon mit 8 g Früchten decken Sie Ihren Tagesbedarf.

### Hätten Sie's gewusst?

Das Kinderlied »Ein Männlein steht im Walde«, geschrieben 1843 von dem deutschen Dichter August Heinrich Hoffmann von Fallersleben, beschreibt die Hagebutte. Das früher bekannte Juckpulver bestand aus den Samen der Hagebutte.

Hagebuttentee wirkt abführend, entzündungshemmend, fiebersenkend, leicht harntreibend und schmerzstillend. Unterstützend zur ärztlichen Behandlung hilft er bei Blasenentzündungen, Harnwegserkrankungen, Harnsteinen und Rheumaschmerzen.

## Hagebutten-Spülung bei Zahnfleischbluten

Für 1 Tagesration

**Zutaten:**
10 g getrocknete Hagebuttenschalen
150 ml Wasser

**Anwendung:**
- Die Schalen mit dem Wasser aufsetzen und 15 Minuten köcheln lassen.
- Abseihen und abkühlen lassen.
- 3-mal täglich nach den Mahlzeiten den Mund damit für ein paar Minuten spülen.

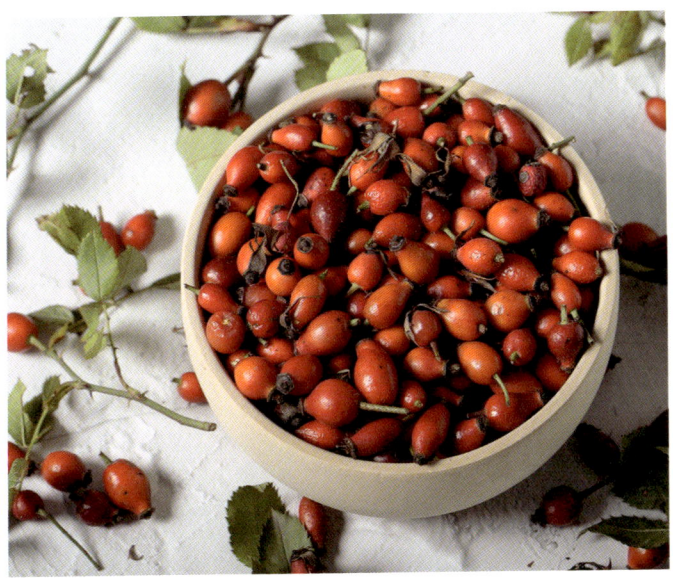

## Frühjahrskur mit Hagebuttentee

Für 4 Portionen

**Zutaten:**
8 TL getrocknete Hagebuttenschalen
1 l Waser

**Zubereitung:**
- Die Hagebuttenschalen mit dem Wasser aufbrühen. Mindestens 3, höchstens 10 Minuten ziehen lassen. Je länger der Tee zieht, desto säuerlicher wird der Geschmack.
- Durch ein Sieb in eine vorgewärmte Kanne gießen und möglichst heiß trinken.
- Kurmäßig über einen Zeitraum von 4 Wochen 2–3 Tassen täglich genießen.

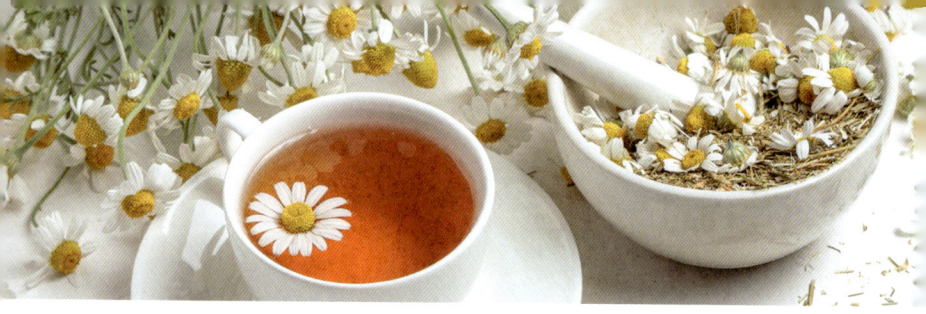

### KAMILLE, DIE KÖNIGIN DER KRÄUTER

Wegen ihrer gelben Blüten, die an die Sonne erinnern, wurde die Kamille im alten Ägypten als Blume des Sonnengottes verehrt. Sie gilt als eine der ältesten Heilpflanzen. Viele Ärzte des Altertums empfahlen Kamille unter anderem bei Verdauungsbeschwerden, Magenschmerzen, Fieber und Gelbsucht. Sie wirkt antibakteriell, beruhigend, entspannend, entblähend, entzündungshemmend, harntreibend, krampflösend und schmerzlindernd. Außerdem hindert sie das Wachstum von Pilzen, hemmt die Ausschüttung von Magensäure und schützt so vor Magengeschwüren. Sie fördert das Ein- und Durchschlafen, senkt den Blutzuckerspiegel, stabilisiert die Insulinwerte, lindert chronische Entzündungen und kann vermutlich sogar Krebszellen daran hindern, weiter zu wachsen.

## Kamille bei kleinen Wunden

Für 1 Anwendung

**Zutaten:**
½ EL getrocknete Kamillenblüten
75 ml Wasser

**Anwendung:**
- Die Kamillenblüten mit dem Wasser aufbrühen. 5 Minuten ziehen lassen, dann abseihen.
- Ein Tuch in der Flüssigkeit tränken, leicht ausdrücken und die betroffenen Stellen damit abtupfen.

## Kamille für Mund und Rachen

Für 1 Anwendung

**Zutaten:**
5 g getrocknete Kamillenblüten
100 ml kochendes Wasser

**Anwendung:**
- Die Blüten mit dem Wasser übergießen. Zugedeckt 10 Minuten ziehen lassen.
- Abseihen, etwas abkühlen lassen und mit der lauwarmen Flüssigkeit gurgeln.
- Die Anwendung mehrmals täglich wiederholen.

## Kamillentee-Kur bei chronischen Entzündungen

Für 1 Portion

**Zutaten:**
1 EL getrocknete Kamillenblüten
150 ml Wasser

**Zubereitung:**
- Die Kamillenblüten mit dem Wasser aufbrühen. 3 Minuten ziehen lassen, dann abseihen.
- Den Tee schluckweise möglichst warm trinken.
- Kurmäßig über einen Zeitraum von 6 Wochen 2-mal täglich 1 Tasse genießen.

## PFEFFERMINZE, DAS KRAUT MIT FRISCHEKICK

Die Echte Pfefferminze, eine Kreuzung aus Wasserminze und Grüner Minze, kommt vor allem bei Magen-Darm-Beschwerden zum Einsatz. Sie wirkt antiseptisch, beruhigend, krampflösend, schmerzstillend und verdauungsfördernd. Mit ihrem hohen Mentholgehalt (bis zu 45 Prozent) ist sie die wirksamste der Minze-Arten.

## Aufgepasst!

Schwangere sollten nicht mehr als 2 Tassen Pfefferminztee täglich gegen Schwangerschaftsübelkeit trinken. Zu viel Pfefferminze kann Kontraktionen der Gebärmutter auslösen. Stillende Frauen sollten für die Dauer der Stillzeit auf Pfefferminztee verzichten, da er die Milchbildung hemmt.

## Pfefferminze für Magen und Darm

Für 1 Portion

### Zutaten:

1 TL getrocknete und zerkleinerte Pfefferminzblätter
250 ml kochendes Wasser

### Zubereitung:

- Die Pfefferminzblätter mit dem Wasser übergießen und 6–8 Minuten zugedeckt ziehen lassen.
- Das Wasser, das sich am Deckel gesammelt hat, in den Tee gießen. Es enthält besonders viel Menthol.

# Exkurs: Schnelle Ersthelfer aus der Küche

Obst, Gemüse, Gewürze und Co erhalten nicht nur die Gesundheit und helfen zudem bei verschiedensten Krankheiten und Beschwerden, sie sind auch im Akutfall wirksam. Kleine (Not-)Fälle wie die folgenden können Sie gut selbst mit dem behandeln, was Sie in Ihrer Küche vorrätig haben.

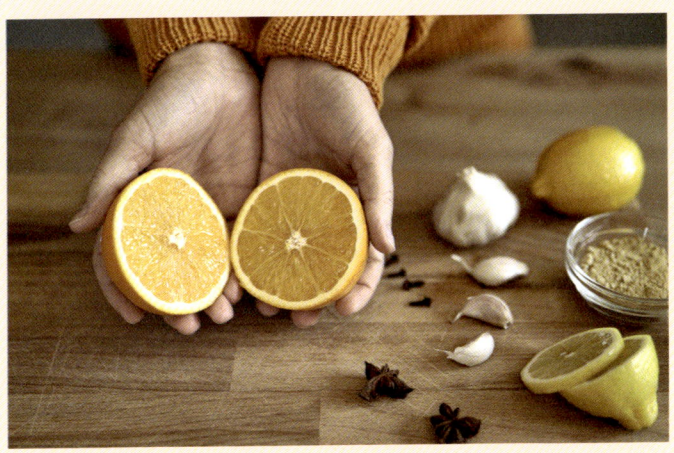

### Erste Hilfe bei Insektenstichen

Bei Insektenstichen hilft zum Beispiel Apfelessig, da er kühlende und schmerzlindernde Eigenschaften besitzt. Auch Kartoffeln bekämpfen den Juckreiz und wirken zudem abschwellend, Weißkohlblätter vor allem entzündungshemmend.

## Apfelessig

**So gehen Sie vor:**

- 1–2 Tropfen Apfelessig auf die betroffene Stelle geben und einreiben.
- Bei Bedarf in Abständen wiederholen.

## Kartoffelumschlag

**So gehen Sie vor:**

- 1 Bio-Kartoffel waschen und mit Schale reiben.
- 1 TL Milch unterrühren.
- Die Kartoffelmasse auf die betroffene Stelle auftragen und mit einem Baumwolltuch abdecken.
- 15 Minuten einwirken lassen.

## Weißkohlblätter

**So gehen Sie vor:**

- 1 frisches Weißkohlblatt leicht zerdrücken oder zerkauen und den Brei auf die betroffene Stelle streichen.
- Mehrmals täglich wiederholen, bis der Juckreiz oder die Schmerzen nachlassen.

## Zitronenscheiben

**So gehen Sie vor:**

- 1 Scheibe einer frisch aufgeschnittenen Bio-Zitrone auf die Einstichstelle legen.
- Abnehmen, sobald der Schmerz bzw. der Juckreiz aufhört.

## Versorgung kleiner Wunden und Verbrennungen

Oberflächliche Wunden und leichte Verbrennungen sind schnell passiert. Der rasche Griff in die Küchenapotheke lindert Schmerzen und hilft bei der Heilung. Beachten Sie aber bitte, dass schwerwiegendere Wunden stets in die Hände eines Arztes gehören!

## Gartenbohne bei Verbrennungen

**So gehen Sie vor:**
- 1 Handvoll frische Gartenbohnen (Fisolen) klein hacken und zerdrücken.
- Mit dem Brei einen Umschlag zubereiten.

### Aufgepasst!

Bitte nur bei frischen kleinen Verbrennungen anwenden. Bei größeren Verbrennungen unbedingt einen Arzt oder eine Ambulanz aufsuchen.

## Rohe Kartoffel bei Sonnenbrand und Verbrennungen

**So gehen Sie vor:**
- 1 Bio-Kartoffel waschen, schälen und in Scheiben schneiden.
- Die Scheiben auf die schmerzende Stelle auflegen.

### Aufgepasst!

Die Behandlung eines großflächigen Sonnenbrands oder größerer Verbrennungen gehört in die Hand eines Arztes.

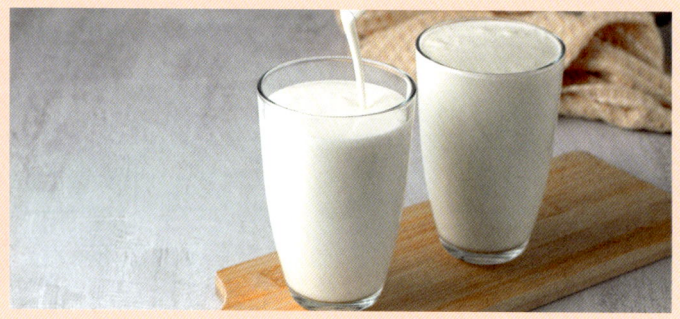

## Buttermilch bei Sonnenbrand

**So gehen Sie vor:**
- Die betroffene Stelle vorsichtig mit Buttermilch aus dem Kühlschrank bestreichen oder ein Tuch in Buttermilch tränken und auflegen.
- Nach 20 Minuten behutsam abwaschen.

## Zitronensaft bei frischen kleinen Wunden

**So gehen Sie vor:**
- 1–2 Tropfen frisch gepressten Saft einer Bio-Zitrone auf die betroffene Stelle träufeln. Er stillt kleine Blutungen, desinfiziert und fördert den Heilungsprozess.

## Zitronensaft bei Nasenbluten

**So gehen Sie vor:**
- 3–4 Tropfen frisch gepressten Saft einer Bio-Zitrone auf ein Stück Watte oder einen Tampon träufeln und in das blutende Nasenloch einführen.
- Herausnehmen, sobald die Blutung nachlässt.

## Mittel bei Magen-Darm-Beschwerden

Auch bei akuten Magen-Darm-Beschwerden hält die Küchen-apotheke wertvolle Mittel bereit. Sollten die Schmerzen aller-dings länger andauern oder sehr stark sein, sollten Sie einen Arzt hinzuziehen, um schwerwiegendere Ursachen auszuschließen.

## Kartoffelsaft für den Magen

**So gehen Sie vor:**
- 2–3 Kartoffeln schälen und in ein Geschirrtuch reiben. Dann durch das Tuch in ein Glas pressen. Den Saft sofort trinken, weil er sonst bitter schmeckt.

### Aufgepasst!

Stärkere Magenschmerzen und anhaltendes Sod-brennen müssen vom Arzt behandelt werden.

## Möhrensuppe bei Durchfall

Für 1 Portion

**Zutaten:**
100 g Bio-Möhre
200 ml Wasser
¼ TL Salz

**Zubereitung:**
- Die Möhre reiben, in dem Wasser aufkochen und so lange kochen, bis das Wasser fast verbraucht ist. Erst dann das Salz dazugeben.
- Diese Suppe mehrmals täglich essen, bis sich die Symp-tome bessern.

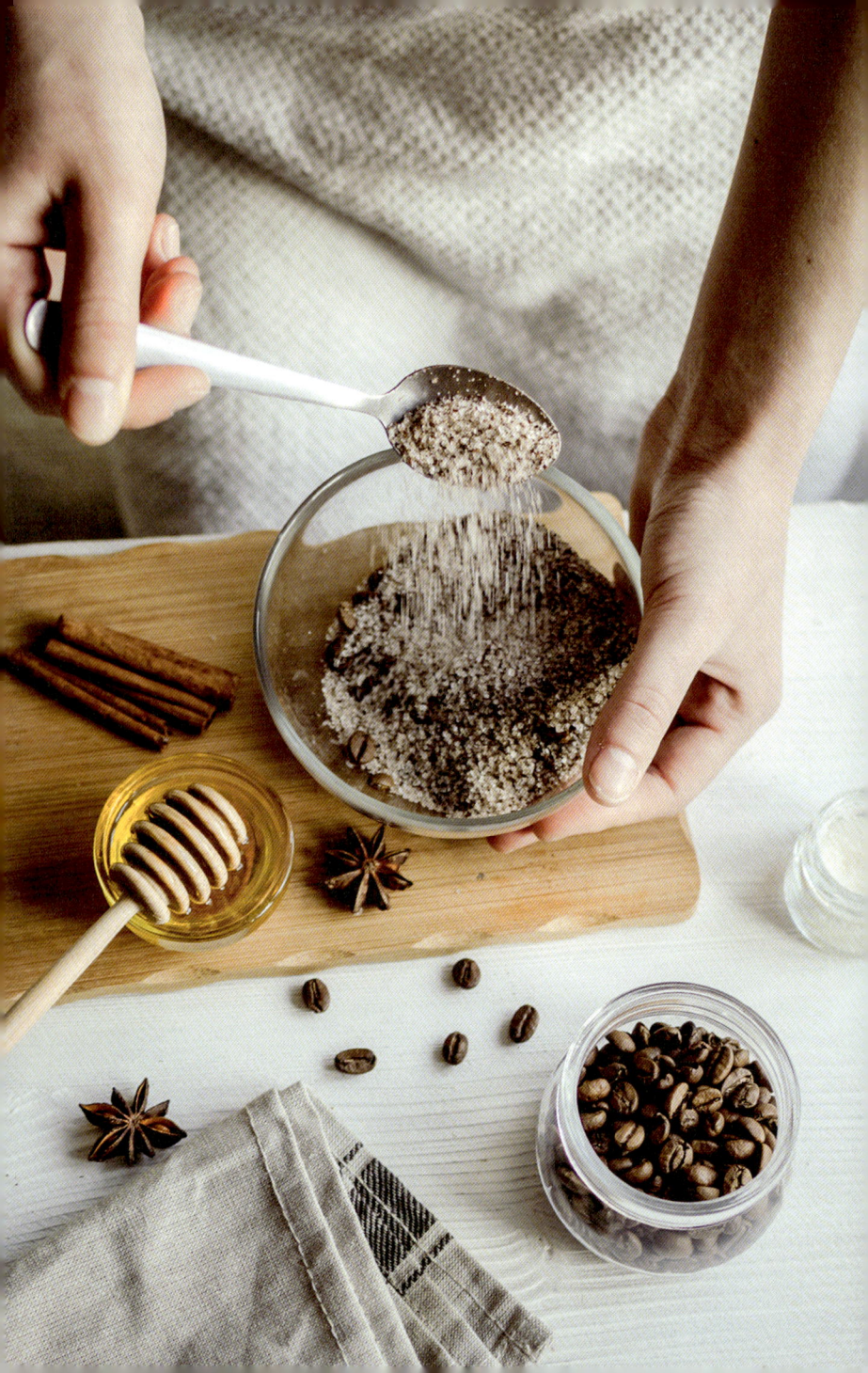

# Schönheit und Pflege aus Küche und Vorrat

Ihre Küchenzutaten haben nicht nur heilende Wirkung, sie eignen sich auch für die effektive und noch dazu preiswerte Schönheitspflege von Haut und Haar. Der große Vorteil dieser Naturkosmetik ist: Sie ist frei von jeglichen Zusätzen oder chemischen Substanzen und die Zutaten finden sich allzeit griffbereit in Ihrem Vorrat.

## Wohltuende Hautpflege

Die Gurke ist unbestritten der Klassiker in der Hautpflege. Sie spendet der Haut viel Feuchtigkeit, darüber hinaus wertvolle Antioxidantien, die sie strahlen lassen. Doch hätten Sie gewusst, dass Tomaten straffe Haut fördern, Petersilie gegen Altersflecken hilft und die Kartoffel zum Beispiel gegen Augenringe? Und dass Honig besonders wohltuend für empfindliche, trockene und strapazierte Haut ist? Probieren Sie die hier vorgestellten Beautyrezepte doch einmal aus!

## Gurkensaft für raue, rissige Lippen

Für 1 Anwendung

**Zutaten:**
einige Tropfen frisch gepresster Gurkensaft

**Anwendung:**
- Die Lippen mehrmals täglich mit ein paar Tropfen Gurkensaft abtupfen.

## Gesichtsmaske mit Gurke

Für 1 Anwendung

**Zutaten:**
¼ Bio-Gurke
1½ EL Naturjoghurt
frisch gepresster Zitronensaft

**Anwendung:**
- Die Gurke schälen und pürieren. Den Joghurt unterrühren. Ein paar Tropfen Zitronensaft dazugeben.
- Die Maske auf das Gesicht auftragen und 20 Minuten einwirken lassen.
- Mit lauwarmem Wasser abwaschen und die Haut wie gewohnt pflegen.

## Reinigungsmilch mit Gurke

Für 3–4 Anwendungen

**Zutaten:**
200 g Bio-Gurke, ungeschält
½ l Wasser
20 ml süßes Mandelöl

**Anwendung:**
- Die Gurkenscheiben in dem Wasser weich kochen, dann herausnehmen, abtropfen lassen und pürieren.
- Das Mandelöl zugeben, dabei ständig rühren.
- Abkühlen lassen und in einem verschließbaren Gefäß im Kühlschrank aufbewahren.
- Morgens und abends das Gesicht damit reinigen.

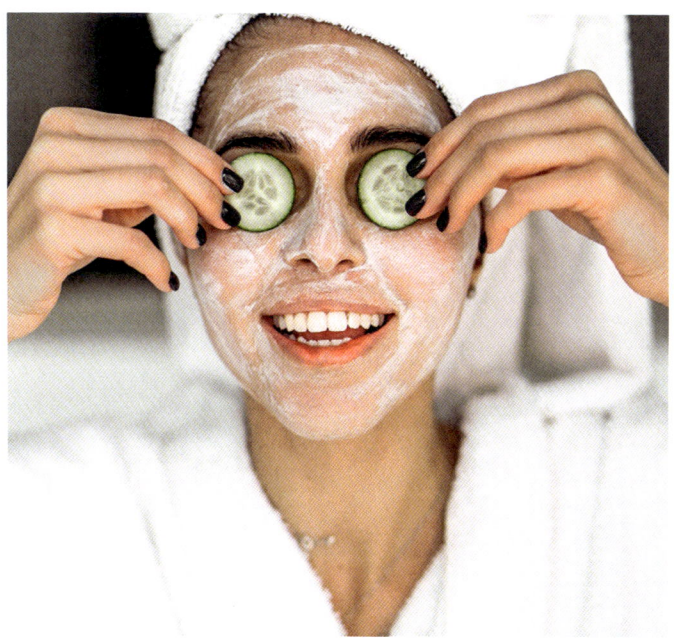

## Gurken-Absud gegen fettige Haut

Für 2 Anwendungen

**Zutaten:**
40 g Bio-Gurke, ungeschält
¼ l Wasser

**Anwendung:**
- Die Gurke in Scheiben schneiden und in dem Wasser weich kochen.
- Die Scheiben ausdrücken, den Sud abseihen.
- Die betroffenen Hautstellen mit dem Sud morgens und abends abtupfen.

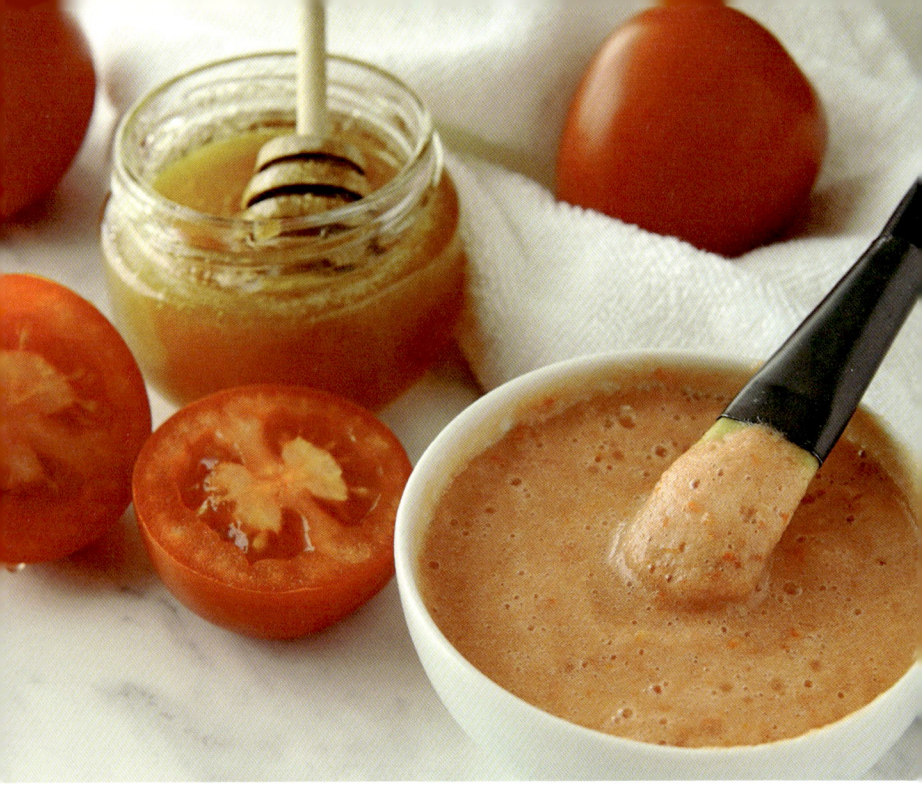

## Honig-Tomaten-Maske für glatte Haut

Für 1 Anwendung

**Zutaten:**
1 Bio-Tomate
1 TL Honig

**Anwendung:**
- Die Schale der Tomate abziehen, das Fruchtfleisch fein pürieren.
- Den Honig untermischen und gut verrühren.
- 15 Minuten lang einwirken lassen, dann mit lauwarmem Wasser abwaschen und die Haut wie gewohnt pflegen.

## Körperpeeling mit Pfefferminze

Für 2 Schraubgläser à 150 ml

### Zutaten:
4 TL Pfefferminzblätter, gehackt
100 g Zucker
150 g Kokosöl

### Anwendung:
- Die Zutaten gut vermischen und in die Gläser füllen.
- Das Peeling bei Bedarf unter der Dusche anwenden.
- Die Gläser an einem dunklen, kühlen Ort (nicht im Kühlschrank) aufbewahren.

### Gut zu wissen
Pfefferminze wirkt hautklärend und erfrischend.

## Petersiliensud gegen Altersflecken

Für 2–3 Anwendungen

### Zutaten:
10 g frische Petersilie
125 ml kochendes Wasser
ein paar Tropfen Saft von 1 Bio-Zitrone

### Anwendung:
- Die Petersilie in das kochende Wasser geben und 10 Minuten ziehen lassen.
- Abseihen und den Zitronensaft hinzugeben.
- Die Altersflecken mehrmals täglich mit dem Sud abtupfen.

## Rohe Kartoffelscheiben gegen Augenringe

Für 1 Anwendung

**Zutaten:**
½ Bio-Kartoffel

**Anwendung:**
- Die Kartoffel schälen und in dünne Scheiben schneiden.
- Die Scheiben für 15 Minuten auf die geschlossenen Augen legen.

## Tomatensaft für glatte Hände

Für 1 Anwendung

**Zutaten:**
einige Tropfen Saft von 1 Tomate

**Anwendung:**
- Ein paar Tropfen Saft einer frisch angeschnittenen Tomate auf die Handrücken tropfen und leicht einmassieren.

## Tomatenscheiben für das Gesicht

Für 1 Anwendung

**Zutaten:**
1 reife Bio-Tomate

**Anwendung:**
- Die Tomate waschen und in Scheiben schneiden.
- Die Scheiben auf das Gesicht legen, nach 20 Minuten lauwarm abwaschen und die Haut wie gewohnt pflegen.

## Rosmarin-Aufguss gegen Falten

Für 3–4 Anwendungen

**Zutaten:**
10 g Rosmarinblüten und -blätter
¼ l kochendes Wasser

**Anwendung:**
- Den Rosmarin in das kochende Wasser geben. 15 Minuten ziehen lassen, dann abfiltern.
- Morgens und abends ein Tuch in dem Aufguss tränken, leicht ausdrücken und das Gesicht damit abtupfen.

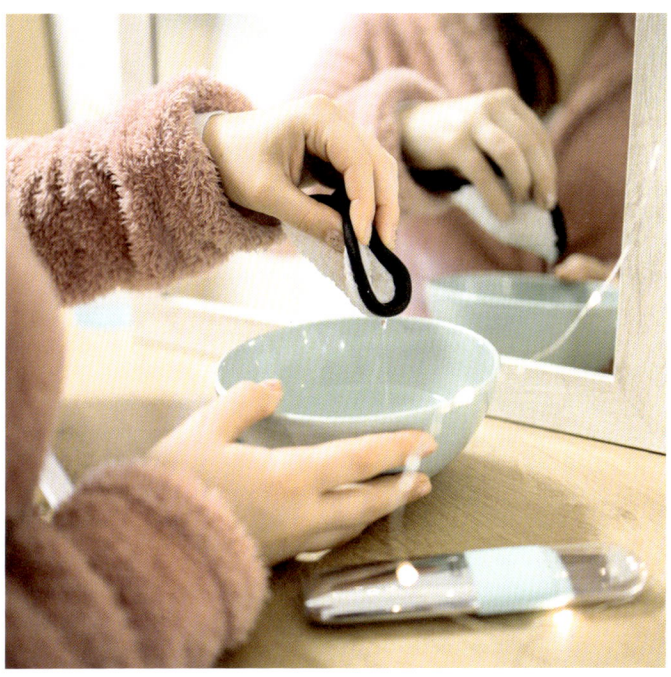

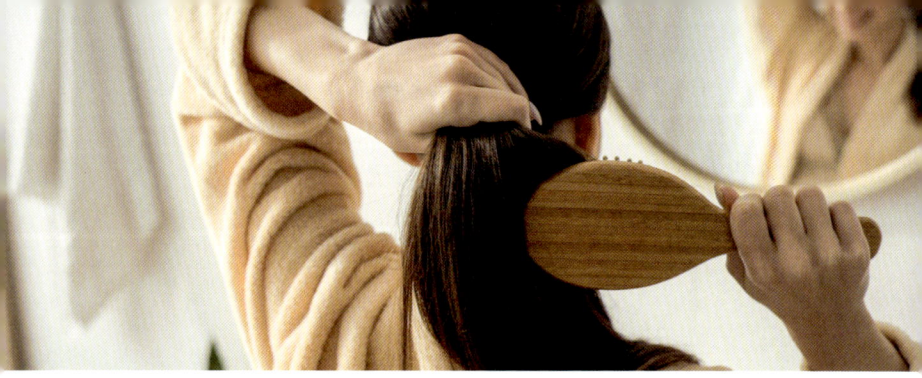

## Sanfte Haarpflege

Auch pflegende Mittel für Haare und Kopfhaut hält Ihr Küchenvorrat bereit. Kamille zum Beispiel bringt die Haare zum Glänzen und hellt sie auf, Apfelessig macht trockenes Haar geschmeidig und der Saft von Kartoffeln kräftigt das Haar.

### Haartonikum mit Kamille

Für 1 Anwendung

**Zutaten:**
2 Beutel Bio-Kamillentee
¼ l Wasser

**Anwendung:**
- Die Teebeutel in eine Kanne geben und mit dem kochenden Wasser übergießen. 5 Minuten ziehen lassen.
- Abgekühlt nach der Haarwäsche in das feuchte Haar einmassieren. Nicht auswaschen. Anschließend das Haar wie gewohnt pflegen.

### Gut zu wissen

Dieses Tonikum beruhigt gereizte Kopfhaut und hat eine leicht aufhellende Wirkung.

# Apfelessig-Spülung bei trockenem Haar

Für 1 Anwendung

### Zutaten:
1 EL Apfelessig

### Anwendung:
- Nach der Haarwäsche den Apfelessig in das feuchte Haar geben und einmassieren.
- 10 Minuten einwirken lassen.
- Dann gründlich ausspülen und das Haar wie gewohnt pflegen.

# Kartoffelsaft-Spülung für kräftiges Haar

Für 1–2 Anwendungen (je nach Haarlänge)

### Zutaten:
2–3 Bio-Kartoffeln

### Anwendung:
- Die Kartoffeln schälen und in ein Geschirrtuch reiben.
- Dann durch das Tuch in ein Glas pressen und 1:1 mit Wasser verdünnen.
- Nach der Haarwäsche in die Haare einmassieren, nicht auswaschen.
- Danach die Haare wie gewohnt pflegen.

## Gut zu wissen

Diese Spülung kräftigt nicht nur die Haare, sie fördert auch das Haarwachstum.

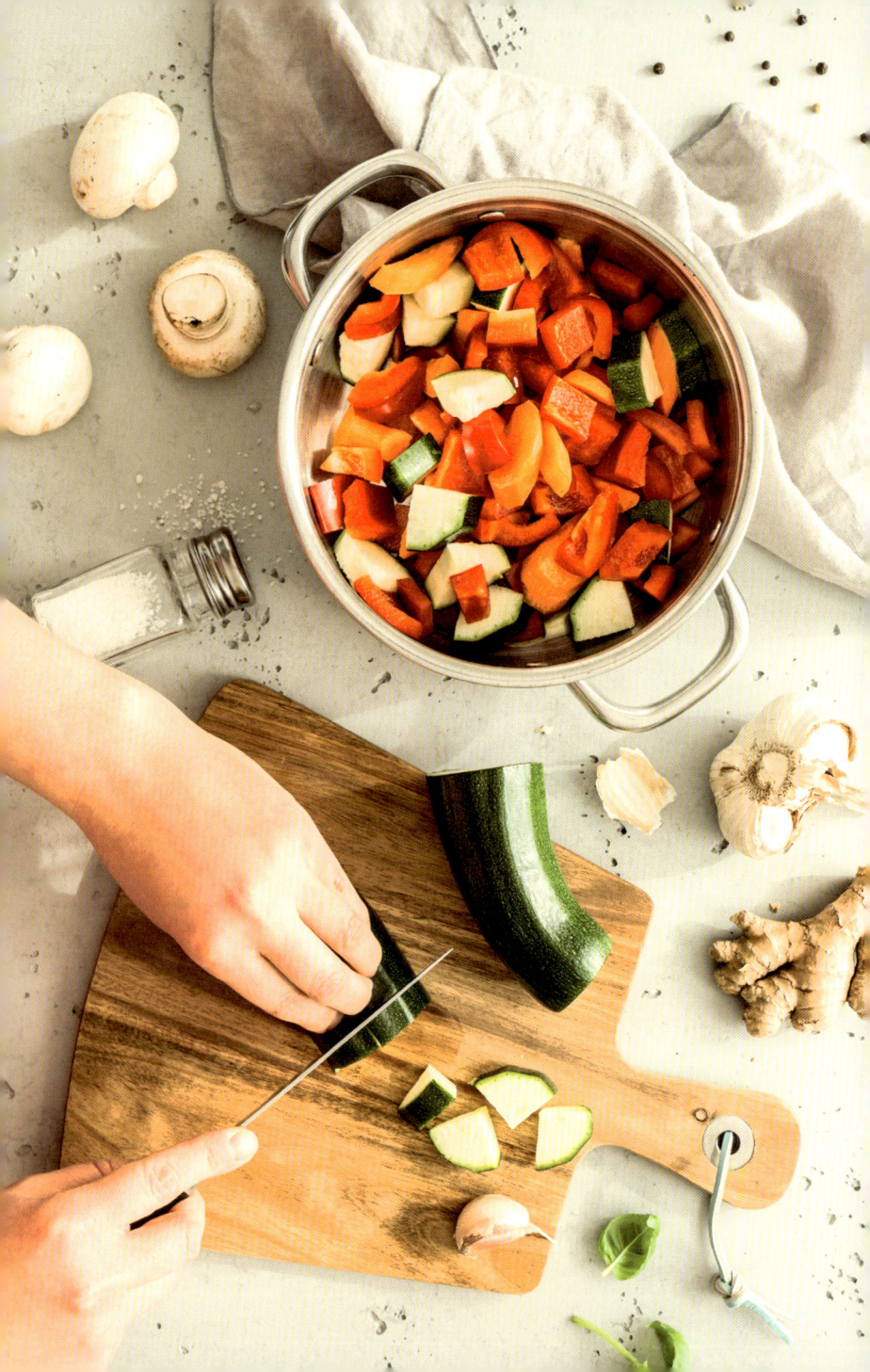

# Neue Rezeptideen für die gesunde Küche

Jetzt geht es an den kulinarischen Genuss. Entdecken Sie meine neu interpretierten Lieblingsrezepte mit bewährten Nahrungsmitteln und verbinden Sie köstliche Geschmackserlebnisse mit heilsamer Wirkung. Das große Plus: Alle Rezepte sind schnell und leicht zuzubereiten.

## Vorspeisen

In vielen europäischen Ländern ist die Vorspeise der Auftakt eines Menüs. Die folgenden Rezepte mit dem speziellen Twist helfen Ihnen, mit geringem Aufwand große Wirkung zu erzielen.

### Feine Blumenkohlsuppe

Für 4 Portionen

**Zutaten:**
2½ Zwiebeln
500 g Blumenkohl
600 ml Gemüsebrühe
4 EL weißes Mandelmus
Salz, Pfeffer
Schnittlauch zum Garnieren

**Zubereitung:**
- Zwiebeln hacken und in Öl anschwitzen. Den Blumenkohl mit Brühe dazugeben und weich kochen.
- Das Mandelmus unterrühren, mit Salz und Pfeffer abschmecken, mit Schnittlauch garnieren.

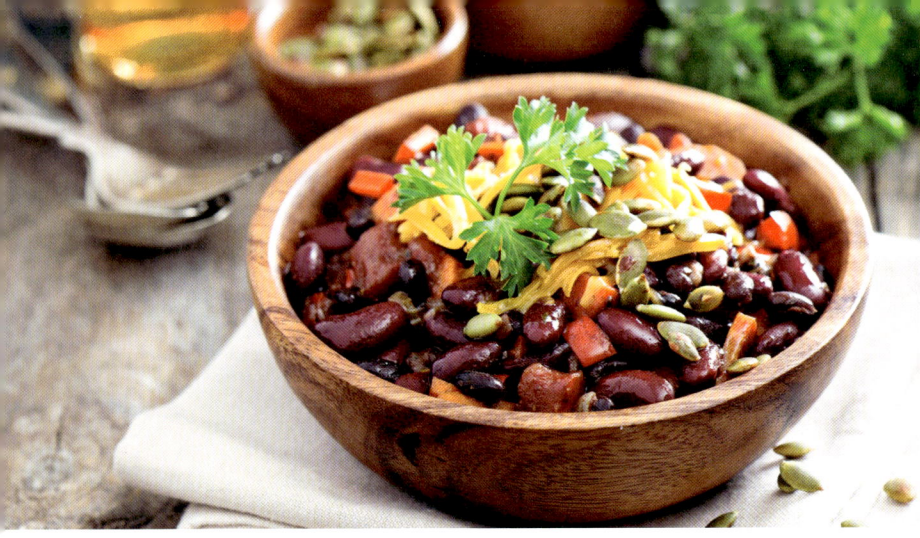

## Bohnen-Obst-Salat

Für 4 Personen

### Zutaten:
2 Bananen
2 Orangen
1 Dose rote Bohnen
3 EL milder Essig
Salz, Pfeffer
3 EL Maiskeimöl
70 g Walnusskerne
1 Bund Schnittlauch

### Zubereitung:
- Die Bananen und die Orangen schälen und kleinschneiden. Den Saft der Orange auffangen.
- Die Bohnen abtropfen lassen und mit dem Obst vermischen.
- Orangensaft, Essig, Salz, Pfeffer und Öl unterrühren.
- Die Walnüsse und den Schnittlauch hacken. Den Salat damit bestreuen.

## Schneller Tomatensalat

Für 4 Portionen

### Zutaten:

8 Tomaten
2 Mozzarellas
2 Knoblauchzehen
1 Becher Crème fraîche
4 EL Olivenöl
Saft von 1 Bio-Zitrone
Salz, Pfeffer
Kreuzkümmel
1 Bund Basilikum

### Zubereitung:

- Die Tomaten vom Strunk befreien und waschen. Das Fleisch würfeln.
- Die Mozzarellas gut abtropfen lassen und ebenfalls würfeln.
- Die Knoblauchzehen abziehen und in eine Schüssel pressen. Mit Crème fraîche, Olivenöl und Zitronensaft mischen.
- Die Tomaten unterheben und mit Salz, Pfeffer sowie Kreuzkümmel würzen.
- Die Mozzarellawürfel zufügen. Den Salat gründlich verrühren und 50–60 Minuten ziehen lassen.
- Das Basilikum in Streifen schneiden oder hacken und darüberstreuen.

### Gut zu wissen

Tomate mit Mozzarella ist auch als Insalata Caprese (Salat aus Capri) bekannt.

117

# Haupt- und Zwischengerichte

Sind Magen und Sinne durch die Vorspeise eingestimmt, geht es an den Haupt- oder Zwischengang. Mit reichlich Obst und Gemüse auf dem Teller tun Sie Ihrer Gesundheit immer etwas Gutes.

## Apfelküchlein

Für 4 Portionen

**Zutaten:**
3–4 Äpfel
Saft von ½ Zitrone
150 g Mehl
1–2 EL Honig
Salz
½ TL Zimt
150 ml Mineralwasser
1 TL Backpulver
1 Vanilleschote
Sonnenblumenöl zum Ausbacken
Zimtzucker zum Bestreuen

**Zubereitung:**
- Die Äpfel waschen, schälen und entkernen. In 1 cm dicke Ringe schneiden, den Zitronensaft darauf tropfen.
- Mehl, Honig, Salz und Zimt gründlich mischen. Mineralwasser und Backpulver zufügen. Das Mark aus der Vanilleschote kratzen und dazugeben.
- Reichlich Öl in eine tiefe Pfanne gießen. Die Apfelringe kurz in den Teig tauchen, dann einzeln von beiden Seiten frittieren. Sie sollen goldbraun sein.
- Abtropfen lassen und mit dem Zimtzucker bestreut servieren.

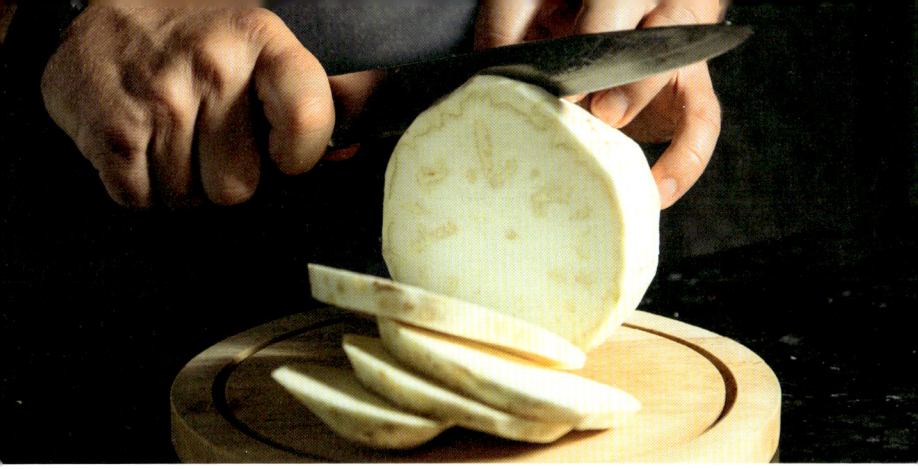

## Ofensellerie

Für 4 Portionen

**Zutaten:**
2 Knollensellerie
4 Birnen
Kräutersalz
Pfeffer
Thymian
12 Scheiben Bergkäse
Petersilie zum Garnieren

**Zubereitung:**
- Den Backofen auf 200 °C vorheizen.
- Die Sellerieknollen säubern, schälen und in dünne Scheiben schneiden.
- Die Birnen schälen und ebenfalls in Scheiben schneiden.
- Die Selleriescheiben in eine Auflaufform geben, mit den Birnenscheiben belegen. Mit Kräutersalz, Pfeffer und Thymian würzen. Mit den Käsescheiben belegen und 15–20 Minuten backen.
- Die Petersilie waschen, trocken schütteln und klein hacken. Den Ofensellerie damit bestreuen.

## Desserts und Getränke

In Frankreich heißt es, Käse schließe den Magen. In Deutschland, Österreich und der Schweiz serviert man am Schluss eines Menüs eher ein Dessert oder ein warmes Getränk.

Das Wort »Dessert« stammt übrigens vom französischen »desservir«, deutsch: die Speisen abtragen, den Tisch abdecken. Serviert wurde es erstmals im 17. Jahrhundert am französischen Königshof.


## Warmes Apfeldessert

Für 4 Portionen

### Zutaten:
4 große Äpfel
4 EL Quittengelee

### Zubereitung:
- Den Backofen auf 170 °C vorheizen.
- Die Äpfel schälen, das Kerngehäuse entfernen und die Äpfel in Scheiben schneiden.
- Die Apfelscheiben in eine Auflaufform geben und mit 3 EL Quittengelee vermischen.
- Alles mit dem restlichen Gelee bestreichen und 10 Minuten backen.

### Mein Tipp

Besonders lecker schmeckt das Apfeldessert, wenn Sie es mit Vanillesoße oder Vanilleeis servieren.

## Beeren-Joghurt-Creme

Für 4 Portionen

**Zutaten:**
300 g gemischte Beeren
30 g Honig
Zimt
200 g Mascarpone
300 g Naturjoghurt
2 Msp. Vanillepulver

**Zubereitung:**
- Die Beeren mit dem Honig und dem Zimt vermischen.
- Mascarpone, Joghurt und Vanillepulver ebenfalls vermischen.
- Die Beerenmischung in vorbereitete Gläser füllen. Die Mascarponecreme darüber verteilen.

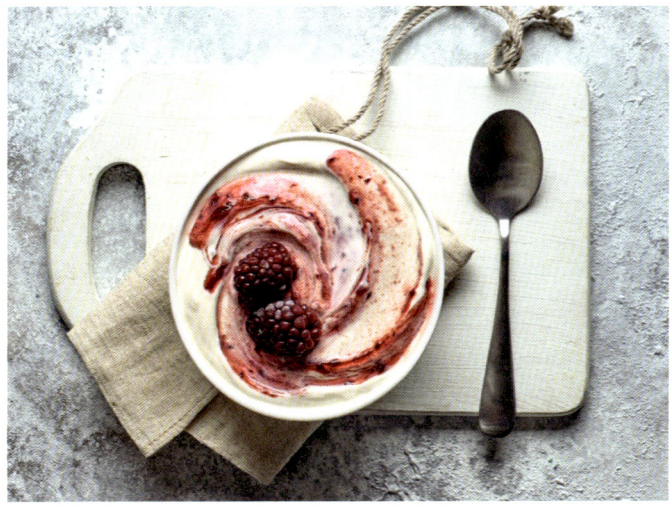

# Chai Latte

Für 2 Portionen

**Zutaten:**

4 Kardamomkapseln
1 daumengroßes Stück Bio-Ingwer
½ Zimtstange
2 Gewürznelken
½ Sternanis
200 ml Wasser
1 Beutel schwarzer Tee
1 Msp. Muskat
100 ml Milch
1 TL flüssiger Honig
Zimt

**Zubereitung:**

- Den Kardamom leicht zerdrücken. Den Ingwer halbieren, eine Hälfte in Scheiben schneiden.
- Kardamom, Ingwer, Zimt, Nelken und Sternanis in dem Wasser aufkochen, dann bei kleiner Flamme 10 Minuten köcheln lassen.
- Nach 5 Minuten den Teebeutel für den Rest der Kochzeit dazugeben, dann herausnehmen.
- Den Muskat einrühren.
- Die Milch in einem Topf aufwallen lassen.
- Die zweite Ingwerhälfte raspeln und dazugeben.
- Den Honig einrühren. Die Milch aufschäumen.
- Chai Latte durch ein Sieb auf 2 Gläser verteilen.
- Die aufgeschäumte Milch zum Auffüllen verwenden. Mit dem Zimt bestreuen und servieren.

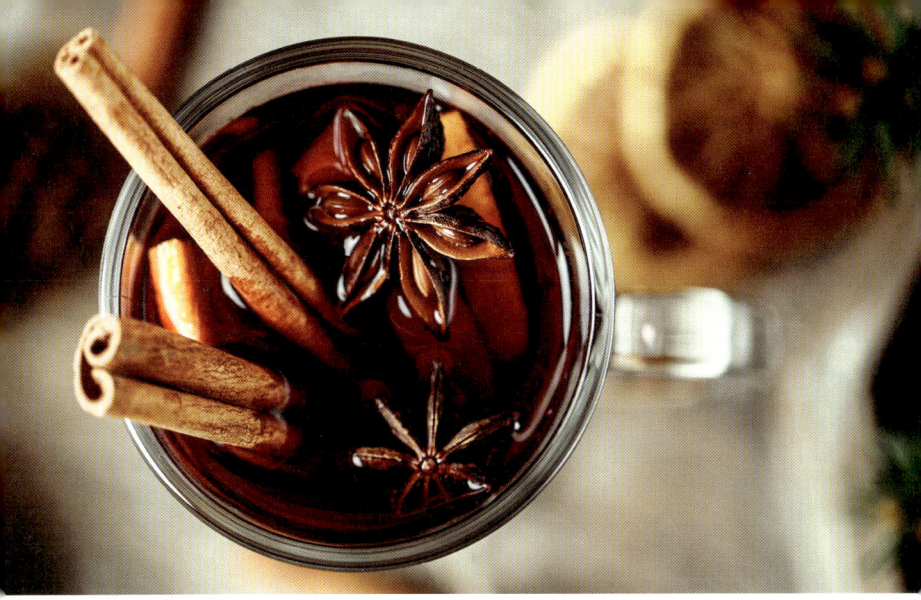

## Kinderpunsch

Für 8 Portionen

**Zutaten:**
2 l Apfelsaft
2 l roter Traubensaft
4 Zitronen
2 Orangen
10 Nelken
2 Zimtstangen
Muskat

**Zubereitung:**
- Die Säfte in einen Topf geben und auf mittlerer Flamme erwärmen.
- Zitronen und Orangen schälen, die weißen Häute und die Kerne entfernen. In Scheiben schneiden und in den Topf geben. Mit Nelken, Zimt und Muskat würzen.
- Bei schwacher Hitze 10 Minuten ziehen lassen.

## Süßes und pikantes Gebäck

Gebäck ist nicht nur in der Advents- und Weihnachtszeit beliebt. Plätzchen und Scones schmecken das ganze Jahr über. Verfeinert mit gesunden Gewürzen oder Kräutern, naschen Sie mit gutem Gewissen.

## Scones mit frischen Kräutern

Für etwa 12 Stück

**Zutaten:**
6 EL frische gemischte Kräuter (Kresse, Majoran, Melisse, Oregano etc.)
200 g Weizenmehl
50 g Weizenflocken
1 TL Backpulver
1 TL Salz
Pfeffer
50 g Butter
5 EL saure Sahne
1 Ei

**Zubereitung:**
- Den Backofen auf 225 °C vorheizen.
- Die Kräuter säubern und fein hacken. Ein Backblech mit Backpapier auslegen.
- Mehl, Weizenflocken, Backpulver, Salz und Pfeffer mischen. Die Butter in Flöckchen darauf geben. Saure Sahne und Kräuter hinzufügen und alles gründlich verkneten.
- Den Teig 2 cm dick ausrollen, 12 Kreise ausstechen (ø ca. 7 cm) und auf das Blech legen. Mit dem verquirlten Ei bestreichen. Die Scones auf mittlerer Schiene etwa 15 Minuten backen.

## Feine Anisplätzchen

Für etwa 40 Stück

**Zutaten:**
1 TL Anissamen
2 Eier
100 g Zucker
100 g Mehl
25 g Speisestärke
½ TL geriebene Orangenschale

**Zubereitung:**
- Den Backofen auf 180 °C vorheizen.
- Die Anissamen grob mörsern.
- Eier und Zucker cremig schlagen. Mehl und Speisestärke sieben und darübergeben. Orangenschale und Anissamen vorsichtig unterheben.
- Den Teig ausrollen und Sterne ausstechen. Auf ein gefettetes Backblech legen und bei 180 °C ca. 15 Minuten backen. Die Sterne sollen hellgelb sein.
- Die Anisplätzchen auf einem Kuchengitter abkühlen lassen.

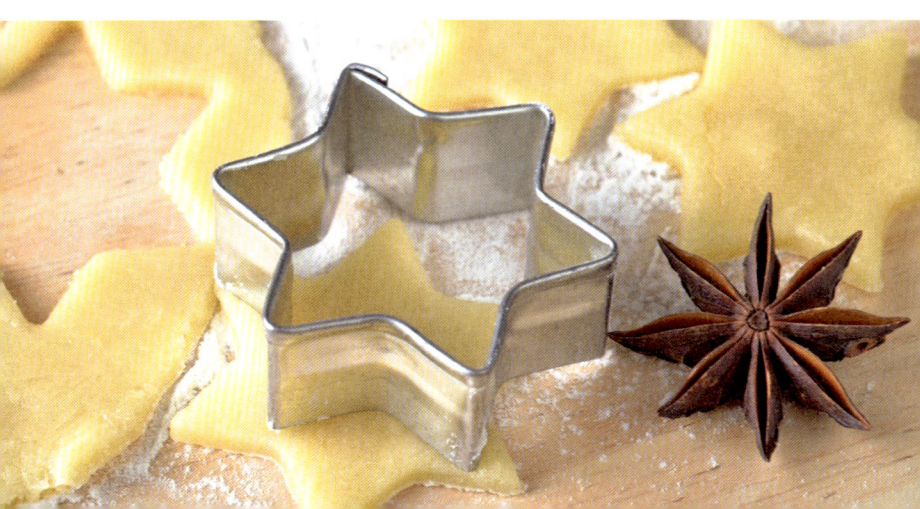

# Literaturverzeichnis

Dorling Kindersley Verlag (Hg.): *Die grüne Hausapotheke: Über 800 natürliche Heilmittel für die ganze Familie. Vorbeugen – Behandeln – Gesund bleiben.* Dorling Kindersley, 2019.

Krüger, Paula: *365 Hausmittel: Schnelle Hilfe aus der Natur-Apotheke.* NGV Naumann & Göbel Verlagsgesellschaft, 2021.

Lohrmann, Frank: *Alte Hausmittel für Zipperlein und Gesundheit: Eine umfangreiche Sammlung alter Hausmittel und Volksmedizin.* Independently published, 2016.

Reader's Digest (Hg.): *Die Hausapotheke zum Selbermachen: 769 Rezepte für Hausmittel aus dem Küchenschrank. Von Aloe Vera bis Zitrone.* Verlag Das Beste, 2019.

Staubach-Friedrichs, Eva: *Hausmittel: Salben, Wickel & Tinkturen – Gesundheit aus dem Thermomix®.* TRIAS, 2018.

## INFORMATIVE WEBSEITEN

www.schloss-apotheke-diepholz.de/magazin/Alte-Heil-und-Hausmittel-3787

www.geo.de/24980-thma-hausmittel

www.kraeuterhaus.de/blog/grossmutters-hausmittel/

www.gesundheit.de/medizin/naturheilmittel/hausmittel

www.gesundheit-aktuell.de/artikel/alte-hausmittl-weden-vergessen.html

**Bildnachweis**

Mit 46 Farbfotos von Adobe Stock (S.5 von amixstudio, S.6 von Africa Studio, S.9 von Mallivan, S.11 von gpointstudio, S.12 von Юлия Барычева, S.16 von Olga Kriger, S.20 und S.26 von New Africa, S.25 von Irina Magrelo, S.28 von Lily Morello, S.31 von el lobo, S.34 von Vladislav Noseek, S.36 von Maria, S.41 von papii, S.47, 50, 74 und 84 von Pixel-Shot, S.54 von kaliantye, S.60 von HandmadePictures, S.63 von chris148, S.67 von Elena, S.69 von mescioglu, S.70 von fascinadora, S.72 und 102 von Ms VectorPlus, S.76 von Maria Medvedeva, S.79 von Picture Partners, S.80 von Narsil, S.82 von maxandrew, S.87 von Alesia Berlezova, S.90 von tairen, S.95 von Anna81, S.96 von rustamank, S.99 von gpointstudio, S.104 von 279photo, S.107 von Petro, S.108 von IndrePau, S.111 von Synergic Works OÜ, S.112 von LIGHTFIELD STUDIOS, S.114 von pinkyone, S.116 von fascinadora, S.119 von Sergei, S.121 von Mara Zemgaliete, S.123 von Agnes, S.125 von kab-vision)

**Impressum**

Umschlaggestaltung von Gramisci Editorial Design, München/Stefanie Wawer, unter Verwendung eines Farbfotos von Stocksy (Pixel Stories) (Cover) und 6 Farbfotos von AdobeStock (jeweils 1 von Sunny Forest, photocrew, Valentina Rychkova, Ruslan Mitin, Pixel-Shot, Maria).

Alle Angaben in diesem Buch erfolgen nach bestem Wissen und Gewissen. Sorgfalt bei der Umsetzung ist indes dennoch geboten. Der Verlag und der Autor übernehmen keinerlei Haftung für Personen-, Sach- oder Vermögensschäden, die aus der Anwendung der vorgestellten Materialien, Methoden oder Informationen entstehen könnten.

Unser gesamtes Programm finden Sie unter **kosmos.de/herbig**

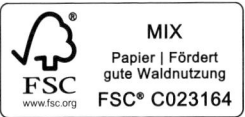

Gedruckt auf chlorfrei gebleichtem Papier

© 2023, herbig in der
Franckh-Kosmos Verlags-GmbH & Co. KG,
Pfizerstraße 5–7, 70184 Stuttgart
Alle Rechte vorbehalten
ISBN 978-3-96859-060-8
Projektleitung: Ramona Kapp
Redaktion: Michaela Zelfel
Gestaltungskonzept: Gramisci Editorial Design, München/Stefanie Wawer
Satz: PER MEDIEN & MARKETING GmbH, Braunschweig/Stefanie Oeft
Produktion: Vanessa Frömmig
Druck und Bindung: Longo AG
Printed in Italy/Imprimé en Italie

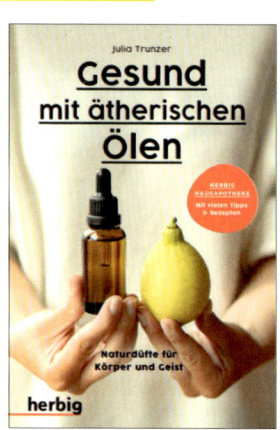

# Natürliche Lösungen für Gesundheit, Schönheit und Wohlbefinden

Ätherische Öle aus Wurzeln, Blüten, Samen oder anderen Pflanzenteilen sind hochkonzentriert und extrem wirksam. Schon die ältesten Kulturen nutzten die Extrakte zur Heilung und Schönheitspflege und auch heute gehören sie als natürliches Heilmittel in jede Hausapotheke. Dieses Buch erklärt, warum ätherische Öle, Pflanzenwässer und fette Pflanzenöle so wertvoll sind und wie man sie selbst herstellt. Ob zur Stärkung des Immunsystems, gegen Stress und Kopfschmerzen, für gesunde Haut oder in der Babypflege, hier findet man die richtige Rezeptur für jeden Zweck und erfährt alles über Wirkung und Anwendung.

Julia Trunzer
**GESUND MIT ÄTHERISCHEN ÖLEN**
128 Seiten · ISBN 978-3-96859-053-0

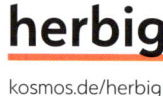

kosmos.de/herbig